U0215138

抑郁症的
人际心理治疗

理论与案例实践

Interpersonal Psychotherapy
for Depression
Theory and Case Practice

主 编 | 黄满丽

主 审 | 许 毅
副主编 | 钟沛然 胡健波 骆艳丽 刘光亚

浙江科学技术出版社·杭州

图书在版编目（CIP）数据

抑郁症的人际心理治疗：理论与案例实践 / 黄满丽
主编 . — 杭州：浙江科学技术出版社，2021.8（2024.12重印）
ISBN 978-7-5341-9592-1

Ⅰ.①抑… Ⅱ.①黄… Ⅲ.①抑郁症 – 精神疗
法 Ⅳ.①R749.405

中国版本图书馆CIP数据核字（2021）第087181号

书　　名	抑郁症的人际心理治疗：理论与案例实践	
主　　编	黄满丽	

出版发行 浙江科学技术出版社
地址：杭州市拱墅区环城北路177号　邮政编码：310006
办公室电话：0571-85176593
销售部电话：0571-85176040
E-mail：zkpress@zkpress.com

排　　版 杭州兴邦电子印务有限公司
印　　刷 浙江新华数码印务有限公司

开　　本	710 mm×1000 mm　1/16	印　张	17	
字　　数	250千字			
版　　次	2021年8月第1版	印　次	2024年12月第2次印刷	
书　　号	ISBN 978-7-5341-9592-1	定　价	58.00元	

责任编辑 王巧玲　　　　**责任校对** 李亚学
责任美编 金　晖　　　　**责任印务** 吕　琰
如发现印、装问题，请与承印厂联系。电话：0571-85155604

本书编委会

荣誉顾问

米娜·M.魏斯曼	哥伦比亚大学瓦格洛斯内科和外科学院
Myrna M.Weissman	梅尔曼公共卫生学院
	纽约州立精神病学研究所
	Columbia University Vagelos College of Physicians and Surgeons
	Mailman School of Public Health
	New York State Psychiatric Institute
霍莉·A. 斯沃兹	匹兹堡大学医学院
Holly A. Swartz	University of Pittsburgh School of Medicine

主 审

许 毅	浙江大学医学院附属第一医院
Xu Yi	The First Affiliated Hospital, Zhejiang University School of Medicine

主 编

黄满丽	浙江大学医学院附属第一医院
Huang Manli	The First Affiliated Hospital, Zhejiang University School of Medicine

1

副主编

钟沛然　　　　香港东区尤德夫人那打素医院精神科
Chung Puiyin　香港大学李嘉诚医学院
　　　　　　　Department of Psychiatry, Pamela Youde Nethersole
　　　　　　　Eastern Hospital, Hong Kong
　　　　　　　Li Ka Shing Faculty of Medicine, the University of Hong Kong

胡健波　　　　浙江大学医学院附属第一医院
Hu Jianbo　　　The First Affiliated Hospital, Zhejiang University School of Medicine

骆艳丽　　　　上海交通大学医学院附属仁济医院
Luo Yanli　　　Renji Hospital, Shanghai Jiao Tong University School of Medicine

刘光亚　　　　湖南省脑科医院
Liu Guangya　　Brain Hospital of Hunan Province

编　委

刘　健　　　　浙江大学医学院精神卫生中心(杭州市第七人民医院)
Liu Jian　　　　The Seventh Hospital of Hangzhou

陈巧珍　　　　浙江大学医学院附属第二医院
Chen Qiaozhen　The Second Affiliated Hospital, Zhejiang University School of Medicine

缪群芳　　　　杭州师范大学医学院
Miao Qunfang　Hangzhou Normal University School of Medicine

汤路瀚　　　　浙江省立同德医院
Tang Luhan　　Tongde Hospital of Zhejiang Province

余　鸽　　　　浙江省立同德医院
Yu Ge　　　　　Tongde Hospital of Zhejiang Province

蔡 雯　　　　广州医科大学附属脑科医院
Cai Wen　　　The Affliated Brain Hospital of Guangzhou Medical University

徐福山　　　　深圳市康宁医院(深圳市精神卫生中心)
Xu Fushan　　Shenzhen Kangning Hospital

孙 霞　　　　上海交通大学医学院附属仁济医院
Sun Xia　　　Renji Hospital, Shanghai Jiao Tong University School of Medicine

陈京凯　　　　浙江大学医学院附属第一医院
Chen Jingkai　The First Affiliated Hospital, Zhejiang University School of Medicine

胡婵婵　　　　浙江大学医学院附属第一医院
Hu Chanchan　The First Affiliated Hospital, Zhejiang University School of Medicine

王 政　　　　浙江大学医学院附属第一医院
Wang Zheng　The First Affiliated Hospital, Zhejiang University School of Medicine

王 中　　　　浙江大学医学院附属第一医院
Wang Zhong　The First Affiliated Hospital, Zhejiang University School of Medicine

黄金文　　　　浙江大学医学院附属第一医院
Huang Jinwen　The First Affiliated Hospital, Zhejiang University School of Medicine

周笑一　　　　浙江大学医学院附属第一医院
Zhou Xiaoyi　The First Affiliated Hospital, Zhejiang University School of Medicine

陶思怡　　　　浙江大学医学院附属第一医院
Tao Siyi　　　The First Affiliated Hospital, Zhejiang University School of Medicine

人际心理治疗(interpersonal psychotherapy, IPT)的基本原理是,无论生物学上的起源如何,当情感依恋受到威胁或破坏时,抑郁都会发作。最常见的情感依恋的破坏是由死亡、争执、生活改变、孤独和分离引起的。了解和处理与这些破坏有关的症状发作因素可能是缓减抑郁症的第一步。令人振奋的是,40年前由我丈夫Gerald Klerman(现已去世)和我本人在美国康涅狄格州纽黑文开发的这些基本原理在世界各地仍然具有重要意义。这说明了我们共同的人类特性。

这本书是第一本由中国专家撰写的IPT手册。他们在将IPT应用于来访者方面做得非常出色。由于我无法阅读该语言(编者注:中文),我坚持将某些章节翻译成英文(编者注:第三章,悲伤反应或复杂的哀痛的IPT治疗),以便对本书赋予有意义的认可。阅读过翻译成英文的部分后,我认为这本书对IPT有着深刻的理解,如在对问题领域(悲伤反应)进行临床解释时,这本书将症状从抑郁中剥离出来,探讨其对心血管疾病患病风险的影响,这对于帮助经历悲伤反应的来访者的临床执业者非常有用。

本书对人际关系清单、病人角色、问题领域识别以及每周来访者和治疗师进行的步骤的描述都是准确而巧妙的。C女士(真实身份信息已做修改)的案例是十分经典的,她在处理失去相伴50年的配偶引发的悲痛时遇到困难,这导致了她的抑郁症状和与女儿的疏远。更重要的是,IPT帮助C女士从丧偶的悲伤中解脱出来并完全恢复生活,帮助她直接表达出她的恐惧和需求以修复母女关系并计划一个不同的未来,这是一个令人振奋的故事。

显然,作为培训师的IPT专家Holly A. Swartz和Paula Ravitz出色地完成了工作。IPT学员也的确很好地理解了课程。

这本IPT手册是关于成人抑郁症的。IPT还可以小组形式和自我指导形式用于青少年以及老年人、孕妇和产后妇女的饮食失调、创伤后失调和双相情感障碍。

它已在全球范围内广泛使用,且最近在撒哈拉以南非洲地区也被用于研究或出于人道主义目的而使用。现在,一个国际协会已然形成,即国际人际心理治疗协会(ISIPT, www.interpersonalpsychotherapy.org)。

我们很高兴中国专家能加入我们,希望IPT能够有助于减轻来访者的痛苦,希望文化调适能被证明有效,也希望中国的专业人士能够及时为IPT工具添加创新性的改编。

欢迎我们的新同道!

米娜·M. 魏斯曼,哲学博士
戴安·戈德曼·肯珀家族流行病学和精神病学教授
哥伦比亚大学瓦格洛斯内科和外科学院
梅尔曼公共卫生学院
转化流行病学主管
纽约州立精神病学研究所
1051 河滨大道,24 单元
纽约,NY 10032
myrna.weissman@nyspi.columbia.edu

The underlying principal of interpersonal psychotherapy (IPT) is that regardless of biological origins, depression has its onset when emotional attachments are threatened or disrupted. The most common disruptions are caused by death, disputes, life change, loneliness and separation. Understanding and dealing with the onset of symptoms in relationship to these disruptions can be the first step in reducing depression. It is heartening to see that these principals developed over 40 years ago by my late husband, Gerald Klerman, and myself in New Haven, Connecticut, USA, still hold meaning across the world. It speaks to our common humanity.

This new volume is the first IPT book written by Chinese professionals. They have done a superb job taking the IPT method and applying it to their patients. Since I cannot read this language, I insisted that some chapters be translated into English so I could give a meaningful endorsement to the book. Having read parts in English, I can truly say this book has a magnificent understanding of interpersonal psychotherapy. The clinical explanation of the problem area (grief), the symptoms separating it from depression, and its effects on risk for cardiovascular disease are useful for the practitioner helping patients with grief.

The case illustrations of the interpersonal inventory, the sick role, the identification of the problem areas, and the steps on a weekly basis for patient and therapist were accurate and artful. Mrs. C's (identification changed) difficulty in handling the grief of her spouse of 50 years and how this led to her depression and her distancing from her daughter were classic tales. More importantly, the use of IPT to help Mrs. C fully relive her life with her spouse and then express her fears and needs directly to repair the mother/daughter alliance and plan a different future were a heartening story.

It was clear that Holly A. Swartz and Paula Ravitz, IPT experts who were their trainers, had done their job well. It is also true that the IPT students had learned their lessons well.

This IPT book is about adult depression. IPT has also been adapted for adolescence and the elderly, pregnant and postpartum women, for eating disorders, posttraumatic disorders, and bipolar disorders in a group format and self-guide.

It is being widely used globally and more recently in sub-Sahara African communities for research and for humanitarian purposes. This is now an international society, i.e. International Society of Interpersonal Psychotherapy (ISIPT, *www.interpersonalpsychotherapy.org*).

We are happy to have China join us and hope that IPT is helpful in relieving their patients' suffering, that the adaptations will prove useful, and that in time they will add creative new adaptations to the IPT tools.

Welcome to our newest colleagues!

Myrna M. Weissman, Ph.D.

Diane Goldman Kemper Family Professor of Epidemiology and Psychiatry

Columbia University Vagelos College of Physicians and Surgeons

Mailman School of Public Health

Chief Division of Translational Epidemiology

New York State Psychiatric Institute

1051 Riverside Drive, Unit 24

New York, NY 10032

myrna.weissman@nyspi.columbia.edu

2018年，Paula Ravitz博士、郑万宏博士和我在长沙和杭州开展了IPT培训。IPT是一种循证的抑郁症心理疗法，它注重人际关系，对于地球上人口最多的国家而言，似乎十分合适。虽然IPT最初是在美国发展和测试的，但它已经在其他数十个国家和文化中进行了有效的传播，并被证明是一种普适性的、能够解决人类体验的核心问题的治疗方法。然而，在我们进行访问之前，几乎没有中文的IPT文献，并且IPT尚未进行适应中国文化的调适。由于IPT在当时的中国尚不为太多人所知，我们并不知道它是否会被中国精神卫生界所接受或重视。我们不确定中国治疗师是否觉得IPT的技巧对他们的来访者有效，以及他们是否有兴趣对其进行调适，以满足中国来访者的需求。幸运的是，参加我们培训的精神科医生、心理学家、咨询师和护士都对IPT表示了热烈欢迎。我们对IPT受到的高度关注、治疗师对学习循证心理治疗的热情以及受训人员关于IPT非常适合在中国治疗抑郁症的预测感到非常高兴。我们同样也因参与者对修改IPT技术和策略以更好地满足中国人民需求的渴望而感到兴奋。2018年秋天，我回到美国，我很高兴在中国结交了许多新朋友，并因IPT在中国受到的热烈拥护而备受鼓舞。

自2018年我们开展培训以来，IPT在中国获得的巨大发展令我感到惊讶。在过去的两年中，我们最初的IPT学员团队继续培训新的治疗师群体，学者们在国际会议上正式发表了有关IPT在中国发展的演讲，中国IPT专业人员已成为国际上一个重要的IPT群体。本书由那些引领并帮助IPT在中国发展的国际人士撰写。他们的书首次展现了中国IPT的全景：由中国IPT专家编写、使用由中国专业人员进行治疗的IPT案例、介绍为中国人调适和发展出来的更具文化适应性的IPT技术和实例。本书准确地捕捉了IPT的关键元素，为广大中国读者量身定制。它就像一幅关于如何开展IPT的实用地图，由了解IPT的历史渊源及其在当今中国的文化适用性的人所编写。毫无疑问，这本书一定会是使用中文的心理健康专业人士的案头书的有益补充。

这是第一本由中国 IPT 学者开发、撰写和出版的 IPT 书。它为 IPT 在华语人群中的广泛传播奠定了基础。目前,全球拥有超过 14 亿的中文使用者,本书为更广泛群体打开了获得 IPT 治疗的大门。我很荣幸能在将 IPT 引入中国方面发挥微小的作用,更令我无比兴奋的一点是,随着本书的出版,IPT 已进入了中国专家的视野。以此书为基础,IPT 现在终于可以扩大在中国的影响力,并真正融入中国的教学与实践中。IPT 有改善抑郁症来访者生活的潜力,而这本书将帮助更多需要 IPT 的人获得它。

霍莉·A. 斯沃兹,医学博士

教授

匹兹堡大学医学院

3811 奥哈拉街

匹兹堡,PA 15213

swartzha@upmc.edu

In 2018, Drs. Paula Ravitz, Zheng Wanhong and I conducted IPT trainings in Changsha and Hangzhou. IPT, an evidence-based psychotherapy for depression that focuses on relationships, seemed a natural fit for the most populous country on the planet. IPT, although originally developed and tested in the United States, had been effectively disseminated in dozens of other countries and cultures, speaking to the universality of a therapy that addresses issues that are central to the human experience. Prior to our visit, however, there was very little IPT literature available in Chinese, and IPT had not yet been adapted to the Chinese cultural context. Because IPT was relatively unknown in China at the time, we did not know whether it would be embraced or valued by the Chinese mental health community. We were unsure whether Chinese therapists would find the strategies useful for their patients and whether they would be interested in adapting it to meet the needs of Chinese patients. Fortunately, IPT was warmly welcomed by the psychiatrists, psychologists, counselors, and nurses who participated in our trainings. We were tremendously pleased by the high level of interest in IPT, therapists' enthusiasm for learning about an evidence-based psychotherapy, and trainees' prediction that IPT would be a good fit for treating depression in China. We were also excited by participants' eagerness to consider how IPT techniques and strategies might be modified to better meet the needs of the Chinese people. I returned to the U.S. in the fall of 2018, pleased to have made many new friends and energized by IPT's enthusiastic reception in China.

I have been amazed and humbled by the tremendous growth that IPT has seen in China since our 2018 trainings. Over the past two years, our initial group of IPT trainees have gone on to train new groups of therapists, academics have made formal presentations about the development of IPT in China at international conferences, and Chinese IPT professionals have become an important part of the international IPT community. This book is written by those who have led IPT's growth in China and are helping to put IPT in China on the international map. Their book brings to the page for the first time a comprehensive overview of IPT written by Chinese IPT experts using case material that has been developed by and for the Chinese people. It accurately captures the key elements of IPT, tailored for a wide Chinese audience. It provides an excellent roadmap for delivering IPT, written by those who understand both the historical origins of IPT and its culturally appropriate application in present China. It will no doubt be a very welcome addition to the libraries of many Chinese-speaking mental health professionals.

This is the first IPT book developed, written, and published by Chinese IPT scholars; it lays the foundations for the widespread dissemination of IPT in Chinese-speaking populations. With more than 1.4 billion Mandarin Chinese speakers in the world, this book opens the doors to delivering IPT to huge numbers of individuals who otherwise would not have access to this psychotherapy. Although honored to have played a small role in bringing IPT to China, I am thrilled that, with the publication of this book, IPT has moved from the purview of outsiders to the realm of Chinese experts. Using this book as the basis for expanding IPT's reach in China, IPT can now become truly integrated into Chinese teachings and practice. IPT has the potential to improve the lives of those who suffer from depression, and this book will help more people who need IPT get it.

Holly A. Swartz, M.D.

Professor

University of Pittsburgh School of Medicine

3811 O'Hara Street

Pittsburgh, PA 15213

swartzha@upmc.edu

我很荣幸能有机会给这本由黄满丽教授主编的《抑郁症的人际心理治疗：理论与案例实践》写序。这本书的作者都是这几年中美IPT培训班的学员，也都是已有很多年临床经验的心理治疗专家，更是中国的IPT先锋及领军人物。

这是一部开篇之作，是第一本我们中国人自己编写的IPT书籍！在此之前的几本IPT中文书，全都由国外原著翻译而来。我们的心理治疗师可以从这些书中学习一些IPT理论，但想要在实际临床工作中操作运用，则往往不知道从何处着手。这也是在很多国际治疗指南中被列为首选治疗方法的IPT并没有在中国被推广应用的主要原因。现实情况是我们很少有这方面的实战经验，更缺乏有关中国人群的IPT相关研究。

本书既是一本可以用来学习IPT治疗原理、框架及技术的专业理论书，也是一本广大心理咨询及治疗师可以在日常工作中参考使用的实操手册。书的第一、二章详细介绍了IPT的理论基础、特征和循证依据。通过综述近年来国际上IPT的临床研究经验及成果，作者详细列出了IPT的各种适应证。同时紧扣主题，作者又进一步深入描述了用IPT治疗抑郁症的操作方案，包括各阶段的治疗任务、重点以及贯穿整个治疗周期的问题领域。第三至七章是本书的精髓之处，通过实际案例，介绍IPT应对每个问题领域的治疗方法，演绎各阶段的具体任务和技巧。第八章则着重介绍简短人际心理治疗IPT-B。作为IPT的重要变体版本，IPT-B因其快速、精炼的特点而更有可能在中国被广泛应用。

像很多其他心理治疗方法一样，IPT是在西方文化基础上产生的。尽管循证丰富，但迄今为止仍未系统性地在中国人群中进行规范化的临床试验。很多人对IPT是否在中国适用仍持怀疑态度。本书的实际案例充分证明了IPT的各个问题领域和治疗技术在中国人群中的适用性和有效性。最为精彩的是，我们中国治疗师在案例中对人际关系清单进行了巧妙应用，并在治疗目标及过程中恰当地融入中国婚姻、家庭观念、礼仪等文化元素,这不仅是对IPT本土化的一种大胆尝试和创新,也是对IPT实用性的扩展和延伸。

　　笔者作为一个在海外生活、工作的精神科医生,近年来努力在中国推广IPT。面对作为本书作者的中国心理治疗专家,我想对你们表示感谢,是你们率先在国内临床实践中使用IPT,这标志着IPT已经在中国落地生根了!感谢你们,是你们精心撰著分享丰富的第一手心理治疗经验,不仅给那些渴求循证心理治疗手段的心理治疗工作人员带来了一本实用的工具书,而且在学术上为下一步在中国进行大规模的IPT临床对比分析和研究奠定了良好的基础。毫不夸张地说,本书的出版,不仅在中国心理治疗史上增添了具有深远历史意义的一笔,而且对于中国行为医学的治疗实践和理论建树都具有里程碑意义。

郑万宏

美国西弗吉尼亚大学　精神和行为医学系副教授

人际心理治疗(interpersonal psychotherapy, IPT)于20世纪70年代由Gerald L. Klerman博士和Myrna M. Weissman博士研究创造,临床试验表明其针对抑郁症的疗效等同于抗抑郁药物。IPT是一种以改善来访者的人际关系为重点的短程心理治疗,适用于多种精神和心理障碍,对抑郁症尤其有效。IPT认为现实生活中的人际关系障碍往往是抑郁症等发病的触发点或诱发因素,治疗师聚焦于与抑郁开始和持续发展有关联的人际关系问题领域,指导来访者识别自己情感变化和人际交往障碍之关联,发掘问题,积极寻找可能的人际支持和帮助,提高人际交往技能;帮助来访者改善症状,提高生活质量,更好地适应社会。

IPT并不排斥药物治疗,所以非常契合现代医学普遍使用的生物-心理-社会医学模式。IPT经过40多年的发展和调试,其临床有效性在无数次的个体及团体临床试验中得到了证实,目前已被世界卫生组织、美国精神病学协会等多个权威组织认定为一种对常见精神障碍有效的心理治疗方法,也是很多治疗指南推荐的首选干预手段之一。2016年加拿大情绪和焦虑治疗网络(Canadian network for mood and anxiety treatments, CANMAT)发布的《成人抑郁症的管理指南》指出,IPT是抑郁症治疗的一线推荐方法。目前,IPT与认知行为治疗(cognitive behavior therapy, CBT)是仅有的两个美国精神科医师必须接受培训的心理干预疗法,并且可以在医保范围内报销。IPT在国外得到了较为充分的发展,但在中国尚处于起步阶段。

2016年3月,我和胡少华教授一起拜访了哥伦比亚大学IPT创始人Myrna M. Weissman教授,她向我赠送了《人际心理治疗理论与实务》一书,并希望IPT能引入中国,造福更多的来访者。2016年,国际人际心理治疗协会(ISIPT)前主席、美国匹兹堡大学医学院Holly A. Swartz教授分别在长沙和杭州两地做了IPT相关讲座。2018年,在美国西弗吉尼亚大学的郑万宏教授的牵线搭桥下,在中南大学湘雅二医院赵靖平教授和浙江大学医学院附属第一医院许毅教授的大力组织下,Holly A. Swartz教授和加拿大多伦多大学的Paula Ravitz教授分别在长沙和杭州进行了中美IPT系统培训。IPT培训完成后,我们和国外教授在杭州进行了深入探讨,讨论IPT在中国的发展和未来方向。2019年,国际IPT临床督导小组成立,该小组由美国匹兹堡大学的Sarah Bledsoe和Kelly F.Wells教授,美国哥伦比亚大学的Anat Brustein-klomek教授,加拿大渥太华大学的Diana Koszycki教授,加拿大多伦多安大略西奈山医院的Edward Mcananama教授,美国匹兹堡退伍军人医疗保健系统的Danielle M.Novick博士组成。通过国际督导,中国第一批IPT治疗师得以培养。此后,IPT培训在上海、杭州、长沙、深圳、广州等地相继开展。2019年3月,浙江省心理咨询和心理治疗行业协会首个专业委员会——人际心理治疗(IPT)专业委员会成立。2019年11月,第八届世界人际心理治疗大会第一次设置了IPT中国专场研讨会。受ISIPT邀请,我和胡健波主任以及浙江省立同德医院的汤路瀚心理治疗师赴匈牙利布达佩斯参加会议并进行了研讨会发言。2020年,我们获得了Holly A. Swartz教授等的授权,组织国内专家翻译了《简短人际心理治疗指导手册》[*Brief Interpersonal Psychotherapy (IPT-B) Treatment Manual*]。

IPT目前是世界卫生组织和美国精神医学分会抑郁症治疗指南中的首选方法之一。它聚焦人际关系,无疑是值得普遍推广的心理治疗方法。人际关系是中国文化与中国人日常生活中最重要的层面之一。中国的人际关系有一定的特点,比较有家族取向、关系取向、权威取向和他人取向,人在发展和社会交往中容易出现人际关系困惑,从而影响情绪。

目前国内的相关书籍全都由国外原著翻译而来,可以帮助大家系统地学习IPT理论。近几年,在IPT被引入中国后,第一批心理治疗师开始临床实践,进行国内外交流,并不断摸索、积累经验。在临床交流过程中,大家纷纷提出应编写一本结合中国案例的抑郁症人际心理治疗书籍,为此后的精神科医生、心理咨询师和治疗师、学校心理辅导员以及心理学爱好者提供经验,这无疑是一件非常有意义的事情。

2020年是不平凡的一年,有人说在新冠元年,人类文明需要重新反省,重新出发。经此一役,人们更深刻地感受到医学和人文的重要性以及身心健康的可贵性。在疫情期间,我们联合了内地和香港来自各家医院的第一批IPT治疗师(他们都是活跃在临床、教学、科研一线的经验丰富的精神科医生和心理治疗师),大家志同道合,一起开始撰写本书。

本书简单介绍IPT理论框架，重点突出实践操作。书的第一、二章详细介绍了IPT的理论基础和循证证据、抑郁症的相关内容、IPT治疗师的胜任特征、IPT的操作方案。第三至六章是本书重点，通过临床案例介绍IPT应对每个问题领域的治疗方法，真实演绎各阶段的具体任务和技巧。第七章以丰富的案例，展示IPT治疗不同阶段中常见问题的处理。第八章着重介绍IPT的重要变体版本——简短人际心理治疗(IPT-B)。IPT-B因其短程、精炼的特点而更有可能在中国得到广泛应用。第九章简单介绍了治疗中常见的评估量表。本书结合丰富的临床案例来分析和探讨抑郁症的症状、IPT开展中的各种技术应用和具体问题，同时融入中国文化背景下家庭婚姻、亲子教育、社会交往等人际关系特点，是一本操作性和可读性都较强的书籍。

星星之火，可以燎原。衷心希望通过这本书的出版，IPT方法和技术能够在中国得以传播，在一代一代人的努力下生根发芽，不断发展，造福众多的心理、精神障碍来访者。在编写过程中我深知责任重大，诚惶诚恐，唯恐疏漏，但经验不足，难免有不妥甚至谬误之处，诚请各位读者提出宝贵意见，使本书日臻完善。

本书的撰写得到了Myrna M. Weissman和Holly A. Swartz教授的全程指导，得到了郑万宏教授的大力支持。Paula Ravitz教授为IPT在中国的发展倾注心力且满怀信心。感谢所有的国际督导老师。主审许毅教授全程审阅书稿并提了不少宝贵意见。香港的钟沛然教授引入IPT较早，在本土化发展中积累了丰富的经验，在编书过程中给了我很多非常有益的建议。感谢来访者给了我们丰富的素材和经验，感谢所有的编委，在繁忙的工作之余辛勤撰写书稿，奉献宝贵经验。感谢周笑一和陶思怡秘书的辛勤工作，使得书稿撰写顺利开展。聚是一团火，散做满天星，精神不散场，未来犹可期。

最后感谢一直以来默默支持的家人，你们的支持和鼓励是我前进的动力。

黄满丽

2020年7月5日于杭州

目 录
Contents

第一章

成为抑郁症的 IPT 治疗师

本章摘要

本章重点回顾了 IPT 的理论基础、概念框架和主要特征,介绍了 IPT 是一种基于依恋理论、人际理论和社会理论的短期心理治疗,它通过改善来访者的人际关系来减轻来访者的痛苦。IPT 具有关注人际关系、基于生物–心理–社会/文化模式、治疗时限性、治疗师主动非中立四个主要特征。同时,本章还详细介绍了 IPT 的循证依据及适应证,抑郁症的临床表现、诊断、治疗以及 IPT 治疗师的胜任特征。

Summary

This chapter mainly reviews the theoretical basis, conceptual framework and main characteristics of interpersonal psychotherapy(IPT), and introduces that IPT is a short-term psychotherapy based on attachment theory, interpersonal theory and social theory, which alleviates the pain of clients by improving their interpersonal relationships. It is characterized by four primary elements. First, it focuses specifically on interpersonal relationships and social support as points of intervention. Second, IPT is based on a biopsychosocial/cultural model of psychological functioning. Third, IPT is short-term in the acute phase of treatment. Fourth, the interventions used in IPT typically do not directly address the patient-therapist relationship as it develops in therapy. At the same time, the evidence-based basis and indications of IPT, the clinical diagnosis and treatment of major depressive disorder and the competence of IPT therapists are introduced in detail.

第一节　回顾 IPT 相关知识

一、IPT 的理论基础和概念框架

人际心理治疗（interpersonal psychotherapy，IPT）是一种以依恋为基础的短期心理治疗，旨在减轻来访者的痛苦，改善来访者的人际功能。因此，IPT 的治疗焦点是双重的。第一个焦点是来访者人际关系中的冲突、过渡和损失，目的是帮助来访者改善这些关系中的沟通模式，或者发展对这些关系的更现实的期望。第二个焦点是帮助来访者建立或更好地利用其延伸的社会支持网络，以便来访者能够更好地取得所需的人际支持，以处理引发痛苦的危机。

IPT 有两个主要的理论基础。第一个，也是最重要的一个，是依恋理论，它构成了理解来访者关系困难的基础。第二个是人际关系理论，描述了来访者不适应的沟通模式导致了他们此时此刻的人际关系困难。IPT 的前提是精神症状和人际困难是人际、社会和其他因素综合作用的结果，遵循精神疾病和心理困扰的生物-心理-社会/文化/精神模型。以此为基础的是个体的气质、性格特征和早期生活经历，这些反过来又反映在一种特殊的依恋风格中。这些因素，以及文化和精神因素，可能是易感因素，也可能是保护性因素。依恋方式可能或多或少是适应性的，并对个人目前的社会支持网络和获得重要他人支持的能力产生影响。简而言之，有生理和心理疾病的人在经历人际危机时更容易感到苦恼。人际功能是由社会支持背景下当前应激源的严重程度决定的。因此，IPT 的设计目的是通过聚焦来访者的主要人际关系，特别是在悲伤反应、角色冲突、角色转换和人际缺陷等问题领域（或称"聚焦点"，下同），治疗精神症状和改善人际功能。虽然在短期治疗期间，个性或依恋方式不太可能发生根本改变，但当来访者修复中断的人际关系，当他们学习新的方式来表达他们对情感和实际支持的需求时，他们的症状和痛苦就有可能得到解决。

（一）依恋理论

依恋理论是将来访者的痛苦概念化为未得到满足的依恋需求的基础。这可能是因为来访者有一种不适当的依附他人的风格，导致他认为别人的照顾是不够的或得不到的。当安全依恋的个体面临压倒性的人际危机时，也可能会发生这种情况。在IPT中，重点是通过关注来访者依恋关系中的沟通方式和他们的社会支持系统，快速帮助来访者更有效地满足他们的需求。依恋风格不是改变的目标，沟通才是改变的目标。

依恋理论的基础是：将来访者的人际问题和心理困扰概念化，通过了解来访者与治疗师之间的关系，来了解来访者在治疗之外的关系，预测治疗中的潜在问题，以及在IPT计划干预的结构内找到灵活应对这些问题的方法，这些干预措施可能对IPT预后有利。依恋理论将来访者依附于治疗师的方式与来访者依附于重要他人的方式联系起来。虽然IPT没有直接涉及来访者与治疗师之间的关系，但治疗师的经验应该有助于他提出关于来访者在治疗之外的人际关系中的人际关系假设，并指导治疗师就来访者在治疗之外的关系找出更精确的直接问题。

来访者的依恋越牢固，其预后就越好。不只IPT的预后更好，所有的心理疗法都是如此。这是正确的，原因有很多。依恋更安全的来访者通常有更好的社会支持，而且在需要帮助时也有更大的能力寻求帮助。依恋更安全的来访者也能够与治疗师结成更有成效的联盟，并怀着对治疗有帮助的期望进入治疗。这样的来访者也比较容易结束治疗，因为他们在治疗之外的依恋比那些依恋不那么安全的来访者更令人满意。依恋方式在所有类型的心理治疗中都是一个强有力的结果预测因子。现实情况是，"富人越富"——那些拥有更多人际和心理资源、拥有更好的社会支持网络、拥有更具适应性的依恋方式的来访者，从治疗中获益更多。如果有一种疗法对更严重的精神障碍来访者比对安全依附的来访者更有效，那它就会得到大量使用，但这样的干预方法并不存在。尽管依恋与治疗结果密切相关，但临床医生不应该对他们与来访者的工作持虚无主义态度。许多依恋类型各异的来访者在IPT中也做得相当好。

（二）人际理论

人际理论，如 Kiesler（1991），Benjamin（1996）和 Horowitz（2004）等人所阐述的，与依恋理论有着密切的联系。在 IPT 框架下，人际理论可以理解为描述个人在特定的人际关系中向重要的人传达他们的依恋需求的方式。依恋理论描述了在广泛的或宏观的社会背景下发生的事情，而人际理论则描述了微观层面上的个人关系中的交流。依恋是特定人际交流发生的模板。不适当的依恋方式会导致不适当或不充分的人际沟通，导致来访者的依恋需求得不到满足。持续、僵硬的语言和非语言交流模式会引起他人严格限制的反应范围，通常最终会以拒绝告终。这些不适应的依恋方式的交流特点是僵化、负面反应。

来访者不适当的依恋方式和交流模式会被他们引起的反应所强化。由于那些有不安全依恋的人往往会因为他们的无效沟通而推开他人并引起拒绝反应，他们的工作关系模式（即其他人不会提供支持或将拒绝他们），会进一步被强化。他们的行为和交流模式引起的拒绝进一步证明，他们永远不会得到足够的照顾。

（三）社会理论

社会理论和依恋、人际理论相比，与 IPT 的具体干预的相关性较小，但它在抑郁康复和保持健康的一般社会支持的必要性方面很重要。抑郁症和焦虑症的研究一直强调人际因素的诱因作用，如丧失、社会支持不足或中断，以及对生活事件的不适应反应。一个人发展人际关系的社会环境，特别是社会支持，强烈影响着个人应对人际压力的方式。社会理论由亨德森（Henderson，1977）和布朗（Brown，1996）等人提出。社会理论认为，社会关系的缺失是心理痛苦产生的原因之一，并且这些缺失对个体，不管是暴露在高水平逆境中的还是低水平逆境中的，都有影响。过去的关系和早年的生活环境虽然可能通过扭曲个人对当前条件的感知而造成痛苦，但在社会理论中并没有被当成必要的原因引入。总而言之，当前社会关系中的压力是心理痛苦产生的一个独立原因。社会理论的基础是，当前的人际压力会导致精神病态——既不需要依赖无意识过程，也不需要依赖心理决定论。这种差异的含义很明显，精神分析的目的是引出精神病理学的无意识决定因素，而社会理论则表明，影响当前社会关系的干预措施将导致功能的改善。后一种方法与IPT完全一致,并说明了重视社会支持的开发和利用,是IPT技术的一个关键目标。一个人的社会支持网络极大地影响了他出现精神障碍的可能性。当一个人面临重大的心理社会压力时,这种关系似乎更加强烈。那些没有,或者认为自己没有,可以依靠的其他人或良好的社交网络的人,更有可能变得痛苦。

从理论到干预,IPT的对象、心理困扰、人际问题、社会支持,都是基于依恋理论、人际理论和社会理论的。这些理论也为IPT提供了具体的技术和策略。所有这些都融合在一个生物-心理-社会/文化模型中,该模型解释了来访者的痛苦,并指导了IPT中干预措施的使用(见图1-1)。

二、IPT的特征

IPT的主要特征包括四个方面:①IPT关注人际关系和社会支持,并将其作为干预点;②IPT基于心理功能的生物-心理-社会/文化模式;③IPT治疗具有时限性;④IPT治疗师是主动非中立的。

(一) IPT是以人际交往为导向的

IPT的前提是人际困扰一般与精神症状和心理困扰密切相关。这是IPT与认知行为治疗(CBT)和精神分析治疗等的明显区别。与CBT不同的是,CBT的主要治疗焦点是来访者基于内部的认知和图式,IPT首先关注来访者在人际领域与他人的人际沟通以及社会支持。精神分析治疗的重点是了解早期生活经历对心理功能的影响,而目前IPT的重点是帮助来访者改善沟通和社会支持。过去的经验虽然明显影响着当前的思考及行为模式,但并不是干预的主要焦点。

IPT和其他心理疗法之间的这一关键区别值得进一步强调,因为它经常被其他疗法的支持者遗漏或掩盖。毫无疑问,所有的心理疗法都在一定程度上解决了人与人之间的功能问题——正是这些问题的基本要素导致人们寻求咨询。不同之处在于重点不同。在IPT中,人际问题(包括悲伤反应、角色冲突、角色转换和人际缺陷)是治疗的主要焦点。无论在CBT中,还是在心理动力治疗、问题解决治疗、接纳与承诺治疗、行为激活治疗等疗法中,人际问题都不是治疗的焦点。人际问题在其他治疗中也有讨论,但并不是主要的关注点。这就是为什么这些疗法不

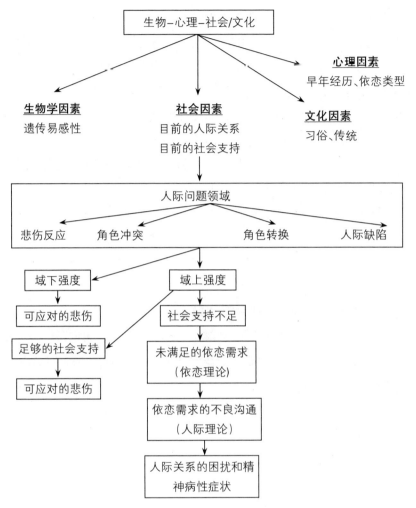

图1-1　IPT理论框架（Stuart et al., 2012, 有所更改）

被称为"人际CBT"的原因。但是，IPT也解决了其他疗法固有的问题。例如，有人可以提出一个令人信服的苏格拉底论点，即IPT中关于人际关系的"期望"非常类似于CBT中的"认知"，或者IPT治疗师正在压制这样的概念，即沟通动机可能是由来访者意识之外的心理因素驱动的。这些都是正确的观点。但是这些问题不是IPT的主要焦点，就像人际问题不是其他疗法的主要焦点一样。虽然经验验证的疗法之间有重叠,但也有非常明显的区别。

对人际问题的主要关注,才是IPT如此有效的部分原因。IPT直接解决了人们在治疗中带来的此时此刻的人际问题,而不需要引入某种复杂的心理机制或理论。在IPT中,治疗师可以简单而直接地与来访者讨论促使他来寻求帮助的人际问题。IPT的主要关注点是来访者此时此刻的人际功能,其设计目的是解决精神症状和改善人际功能,而不是改变潜在的精神动力结构。

虽然自我力量、防御机制和人格特征在评估是否适合治疗时都很重要,但这些结构的改变不被推定为在IPT治疗过程中发生,因为IPT是短期的。相反,自我力量、个性和依恋被认为是特定来访者的天赋。驱动IPT治疗师干预的问题是:考虑到这个来访者的个性风格、自我力量、防御机制和早期生活经历,以及我工作的时间框架,我该如何帮助他改善此时此刻的人际关系,并建立更有效的社会支持网络?

(二) IPT基于生物-心理-社会/文化模式

IPT不是将心理困扰或精神问题狭隘地视为医学疾病,而是在社会关系和一般社会支持的背景下,将来访者的功能概念化为他的气质、个性和依恋风格的产物。这种概念是在遗传和生理功能等生物因素的基础上建立的。文化和精神因素也是主要因素,随着IPT在世界各地的不同环境中的使用,这一点会越来越明显。

30多年前,IPT最初的研究是基于疾病的生物基础的,考虑到其发展的历史背景和研究设计的要求,这种有限的视角是可以理解的。从历史上看,IPT是生物机制在医学中处于首要地位的时候发展起来的。精神病学作为一门医学学科正在被认真对待,许多生物学上的重点是与走在前列多年的精神分析形成鲜明对比的。早期的研究设计将IPT以及其他心理疗法与治疗重度抑郁症等的药物进行比较,也迫使IPT进入基于疾病的生物学模型。

在医学模型的背景下,来访者被赋予所谓的IPT病人角色,从字面上讲,这意味着提示来访者他患有疾病。也就是说,在被要求承担改变的责任之前,其他人应该允许他康复。这种暂时称谓的目的是致力于改善来访者的心理健康。虽然IPT治疗师通常不会对来访者明确说"你生病了",但治疗师会帮助来访者理解在努力对抗抑郁症这种医学疾病的过程中,他们的病情使自己的社会角色发生了变化。病人角色使他们能够作为有病的来访者承担起双重责任,通过参加定期的IPT访谈和完成治疗师分配的访谈期间的活动任务,来努力向康复迈进。此外,来访者也被允许暂时放下一些在患抑郁症时可能承担不了的义务。

但也有学者持一些另外的观点,他们认为给来访者加一个有限而过时的术语,比如病人角色,会贬低他独特的个人经历,这是有害的。此外,更危险的是,它向来访者表明,他只需"坐着等待"生物变化生效(即服用药物后产生药效),而不是在社会环境中产生变化和通过改变人际关系承担责任。在治疗上强加病人角色这一术语也与来访者在自己的康复过程中应该积极参与的证据相矛盾。例如,行为激活(Jacobson et al., 2006)和动机访谈(Miller et al., 2002)提供了充分的证据,表明参与治疗是康复的关键部分。虽然来访者确实正在遭受痛苦,在康复期间可能无法充分发挥功能,但将他从正常活动和责任中剔除可能会降低康复的概率。

在临床上经常能观察到,"给"来访者病人角色的一个主要问题是,他们中的许多人随后就承担了这个角色。临床医生明确允许减少或避免活动,不对"内科疾病"负责,这可以作为一种鞭策,让其他人承担来访者的责任,但也可能使来访者的患病行为永久化。为了更好地理解IPT的过程,更好的类比是将从抑郁中恢复类比为从骨科损伤(或任何其他生理功能障碍)中恢复。来访者有一种基于生理的疾病,但他的疾病和康复还基于其他许多方面。应该鼓励来访者积极参与并致力于康复,认识到在康复过程中可能需要进行许多艰难和痛苦的练习,不能只扮演被动的角色。来访者参与和完成这些康复活动将对他的康复起到巨大的作用。治疗师不应该鼓励来访者"坐着等待",恰恰相反,应该指示来访者尽快"站起来开始行动"。在来访者康复时,治疗师在给来访者提供鼓励和专家指导方面起着重要作用,积极地加强是至关重要的。

在IPT中,将治疗师类比成教练的角色是最好的。例如,就像游泳教练一样,治疗师应该与来访者一起下水,仔细观察以判断手臂划水、踢腿技术或呼吸时机等问题。治疗师应该根据这些信息,帮助来访者制订一套尽可能好的训练方案,以恢复体形并纠正技术上的具体缺陷。治疗师应该是一个激励者,帮助来访者回到水中(尽管最初有一些疼痛,但还是应该重新开始游泳),并在需要时成为啦啦队长、安慰者和工头,这样来访者才能继续工作和进步。

但是,不管治疗师把所有这些事情做得多好,做这项工作的人必须是来访者。这一事实是无法替代或重新构建的,也不能用病人角色来解释它。来访者必须做这项工作。他必须游完漫长而乏味的一圈才能恢复体形,恢复伤势。他必须练习,他必须忍耐,他必须坚持,没有其他的复苏之路。治疗师应告诉来访者他有很多艰苦的工作要做,他没有生病,他正在康复,他必须工作,治疗师会帮助和激励他,并庆祝他的成就。

(三) IPT具有时限性

IPT的特点是短期的急性期治疗。这意味着两件事:①"短期"指的是8~20次的访谈;②除了急性治疗阶段外,IPT还可以有一个长期的维持阶段。临床经验和常识表明,这些数据应该用来为临床实践提供信息,而不是硬性规定。没有经验上要求的IPT访视数量。因此,"经验性支持的心理治疗"与"经验性要求的心理治疗"是相对而言的。此外,现在有明确的证据表明,一般的精神疾病,特别是抑郁症,都是长期反复发作的疾病。既然如此,来访者就可以从维持治疗中受益,从而降低复发的风险。许多研究表明,长期维持IPT在降低这种复发风险方面特别有效(Frank et al., 1990)。临床经验支持的明显的数据驱动结论是,应该以某种形式向大多数来访者提供维持IPT(Gelso et al., 2002a; Gelso et al., 2002b)。

任何类型的心理治疗都必须有一个无可辩驳的终点。那些更依赖他人或特别自恋的人通常被临床医生认为是很好的终止访视的人选——越快越好。然而,尽管完全终止可能会让临床医生松一口气,但没有证据表明它对来访者有好处。这种"终止是有益的"理论也直观地吸引了很多临床医生,他们从经验中知道,拥有发工资日期、交稿截止日期或完成临床记录是完成工作的主要动机。乍一看,这确实有道理,但实际上截止日期与终止是不同的。思考一下,如果你的领导、院长或编辑明确表示,一旦发了工资或提交了稿件,你与他们的关系将会终止,那么你会如何应对基于最后期限的工作方法? 没有更多的工作,没有更多的提交,没有更多的拨款,关系被终止了。如果对你辛勤工作的奖励是解雇,大多数人会很难获得动力。在特定的最后期限前完成一项任务和在任务完成后终止一段关系，特别是一段紧张的临床关系之间存在着巨大的差异。设定任务截止日期不需要终止关系。IPT 不应终止，IPT 应在急性治疗结束后结束，并在必要时提供维持治疗。

这些数据和经验应该如何应用于临床？一般的答案是显而易见的：需要很好的临床判断力。数据支持大多数来访者的 IPT 访谈次数为 8～20 次，这取决于临床复杂性。随后是大多数来访者的长期维持 IPT，同样取决于临床复杂性。除非临床医生在第一次访谈中非常有先见之明，并且可以准确地预测到来访者需要多少次访谈的 IPT 急性疗程，否则治疗协议应该具有一定的灵活性。实际上，这意味着一名有轻度抑郁、良好社会支持和安全依恋风格的来访者，如果最近经历了一次损失，可能只需要 4～6 次急性治疗；而一名患有严重抑郁症并有焦虑症状和人格问题或不适应的依恋风格的来访者可能需要 16～20 次治疗才能康复。前者可能需要每 6 个月进行一次维护性访谈，而后者将受益于每月 1 次的维护性访谈，以降低复发风险。这两个都是简单的例子，证明数据和常识的结合可以带来高效的临床护理。临床经验也很清楚，与其像研究环境中所要求的那样突然结束急性治疗，IPT 最好以缩减急性治疗疗程来结束。换言之，IPT 应该逐步缩减，以便使最后几次访谈每 2～3 周进行一次，而不是每周持续一次，直到结束。

除了随着来访者变得越来越自主而加强在治疗中取得的成果之外，IPT 还通过逐渐减少对治疗师的依赖来巩固治疗关系，而不是通过突然终止来加剧这种依赖，这样极大地缓解了压力。这种结构还被允许平稳过渡到维持期。由于没有证据表明终止对来访者有好处，一个明显的问题是：为什么 IPT 在急性期应该有时间限制？至少有四个不同的原因导致了这种情况。第一，研究数据支持这种方法。虽然数据并不支持所有来访者的具体疗程数量，但所有已经进行的研究都支持急性期治疗的时间限制，8～20 次的访谈也得到了临床实践的支持。第二，IPT 的主要目标之一是增加来访者的社会支持。这意味着，尽管治疗师在治疗的早期阶段提供了关键的支持，但随着来访者越来越依赖他人提供的实际和情感支持，治疗师应该逐渐摆脱主要的支持者角色。促进这一改变的一种方法是治疗师将急性治疗限制在解决人际问题、增加社会支持和过渡到治疗之外的依恋关系所需的时间内。从这个意义上说，治疗时间越短越好。第三，治疗时间越长，移情就越有可能成为治疗的重点。虽然这在精神动力学或精神分析工作中是可取的，但与IPT是相左的。IPT的目标是在移情问题出现之前完成急性治疗。把重点放在移情上，把注意力从IPT转移到治疗之外的人际关系上。IPT的时间框架在防止治疗从侧重于症状和人际问题的治疗转向侧重于移情关系的治疗方面极其重要。IPT的重点是迅速解决人际危机，以及来访者在目前的人际关系中所经历的问题。如果将这一重点转移到来访者与治疗师之间的关系，会使来访者的社交网络和他们在治疗之外的关系更难立即发生变化。通过增加访谈的时间和强度来促进移情的发展，很可能会将工作从改变关系转移到内心探索（Stuart et al., 2003）。保持有时间限制的方法有助于防止这种情况的发生。第四，临床效用是限制IPT急性治疗时间的一个重要因素。资源有限，虽然许多来访者可能会从长期治疗中受益，但其他有更紧迫需求的来访者正在等待治疗。从现有资源的角度出发，提供短期急救和长期维持的模式更合适。此外，大多数来访者不会留下来进行长期治疗。当病情好转时，大多数人倾向于不经常来治疗。当IPT做得很好时，当治疗师倾听得很好并传达出一种关爱的感觉时，来访者要求完全终止的情况将会很少发生。但许多人会在感觉好转后，相当快地开始要求延长两次治疗之间的时间间隔。治疗的成本效益变化要大得多。急诊治疗模式非常符合临床实际。

一般来说，IPT的次数为8～20次，用于急性治疗人际关系问题、抑郁症和其他严重的情感障碍和焦虑症。虽然目前关于急性治疗的实证研究仅限于对照研究，即每周治疗一次，然后突然停止，但临床经验表明，随着时间的推移，逐渐减少疗程通常是利用这种治疗的更有效的方式。每周治疗可持续6～10周，之后随着来访者病情的好转，两次治疗之间的时间间隔逐渐增加，每周一次的治疗之后是两周一次和每月一次的治疗。尽管急性治疗应该是短期的，但经验研究和IPT的临床经验都清楚地表明，应该为对急性治疗有反应的来访者提供维持治疗，特别是对患有抑郁症等易复发疾病的来访者，以减少复发风险。这种维持治疗应与IPT的急性阶段治疗区分开来，并应就维持阶段达成具体协议。IPT没有必要在急性治疗结束时"终止",因为这样做不符合大多数来访者的利益。

（四）IPT治疗师是主动非中立的

IPT治疗师通常采取支持的立场，不是中立的。急性期的治疗是有时间限制的，治疗的重点是来访者社会关系中的人际问题。来访者与治疗师之间的关系不在治疗中直接讨论，治疗师可以利用自己的观察技能和对正在发展关系的精细直觉来收集关于来访者的大量信息。这是因为来访者在治疗中的行为方式直接反映了他在治疗之外的关系中的行为和沟通方式。收集这些信息是至关重要的，因为它们告诉治疗师来访者是否适合治疗、他的治疗预后、可能出现的潜在障碍以及在治疗过程中可能有用的具体技术。理解这种移情，认识到来访者给治疗带来的"歪曲"，并提出关于来访者人际工作模式的假设，都是IPT的关键。举个例子，一位来访者与他的治疗师形成了一种本质上依赖的关系。来访者可能会难以结束疗程，在两次访谈之间打电话给治疗师，或者更微妙地向治疗师寻求帮助或安慰。这种移情关系应该让治疗师了解来访者的几个方面：①来访者与其他人的关系很可能有问题，因为他以同样的依赖方式与他人建立关系；②来访者很可能难以结束与他人的关系；③来访者可能已经因为不断求助而使他人筋疲力尽。疑病症来访者就是这种行为的一个很好的例子。这些信息随后被治疗师用来阐述关于来访者与他人之间的困难的假设，并应该引导治疗师询问来访者如何向他人寻求帮助，如何结束关系，以及当其他人对他的需求没有反应时的感受。然而，这些问题针对的是治疗之外的关系——来访者目前所处的人际关系，而不是治疗师和来访者之间的关系。

此外，从转移经验中获得的信息应该被治疗师用来预测治疗中可能出现的潜在问题，并相应地修改IPT。例如，治疗师可能会假设来访者的依赖性在结束治疗时会造成问题，而依赖程度较低的来访者有可能会更早开始讨论治疗的结束。治疗师还可能计划在治疗的晚期降低访谈的频率（随着来访者的康复，每两周进行一次访谈）。这种逐渐减少的治疗将减少来访者对治疗师的依赖，并增强他的独立能力。所有来访者的治疗原则都是一样的：虽然针对每个来访者的具体修改会有所不同，但在IPT结构和策略上的调整也应该适用于那些回避的、表现出其他人格特征的人，或者具有使治疗更加复杂的其他特征的人。此外，从治疗关系中收集的数据应该为治疗师提供有关来访者预后的信息，同时也可引导治疗师对结果有更现实的期望。

总而言之，来访者与治疗师的关系，特别是来访者在这种关系中产生的"歪曲"，在IPT中非常重要，但在治疗中没有直接解决，因为这样做会分散对减轻症状和改善人际功能（这是IPT的基础）这两个目的的关注，而且通常还会导致疗程变得比IPT所需的疗程长得多。IPT的目标是在有问题的转移发展成治疗的焦点之前，与来访者合作，迅速解决他的人际关系困扰。

三、IPT的循证证据

人际心理治疗（IPT）的重要研究包括Klerman和Weissman在20世纪70年代的初步研究（Klerman et al., 1974）、美国国家精神卫生治疗抑郁症合作研究计划（NIMH TDCRP）（Elkin et al., 1989）、Frank等人的维持性研究（1990）、IPT的国际研究（Bolton et al., 2003）和最近的IPT的荟萃分析（Cuijpers et al., 2011）。完整的参考文献列表可以在IPT研究所主页www.iptinstitute.com上找到。

关于IPT，我们还有很多不了解的地方，有许多要素还有待经验证明。例如，每周疗程的制订遵循临床经验，尚没有数据支持治疗应设置成每周一次而不是两周一次、每月一次甚至两月一次；访视时长为1小时，而不是半小时、15分钟或2小时。尚没有任何关于心理治疗的最佳疗程的数据。虽然疗效研究是基于IPT的整个"治疗方案"的，但没有数据能显示该方案的哪些部分是必要的。IPT（以及其他心理疗法）中使用的许多技术和策略主要基于临床经验和历史先例。目前还没有对IPT进行解构研究。布置作业（或不布置）、构建生物-心理-社会/文化/精神模式或罗列人际关系清单的影响尚未被研究。

严格遵守IPT手册的影响尚未得到研究。临床经验表明，允许治疗师使用他们的临床判断会带来更好的结果，经验证据也支持这一点。要求治疗师严格遵守手册阻止了他们采用结合治疗的方法。例如，治疗师可能认为在IPT中添加行为激活技术会对特定来访者有所帮助。有关认知的讨论对部分IPT来访者可能大有裨益。然而,只有被"允许"这样做而不是"被要求"严格遵循方案的治疗师才能使用这种组合方法。毫无疑问,来访者确实从各种技术中受益,而且治疗师在治疗中也经常采取"混合匹配方法"。虽然这在实践中很普遍,但还没有经过实证检验。此外,目前还没有研究探索IPT治疗的依从性对IPT开展质量的影响。IPT的遵守情况并不难评估,可以使用简单的是/否核对表。但是坚持和质量是不一样的。例如,坚持建立人际关系清单并不等同于做得好。精湛的IPT需要治疗师根据来访者的情况进行调整。坚持是一个很好的目标,但我们应该立志进行高质量的IPT临床实践。更好的做法是将经验证据、临床经验和临床判断结合起来进行IPT的临床实践。增加一些常识也是明智的。认为仅凭经验数据就能决定治疗的想法是天真且不切实际的——IPT有太多方面没有经过实证研究。此外,坚持认为IPT的实践应完全基于经验数据的做法,忽略了IPT临床经验积累的大量信息。虽然支持IPT疗效的经验文献应该强烈影响治疗,但临床经验和临床判断是决定IPT如何实施的同样重要的因素。循证实践应该在一定程度上依赖实践证据。

四、IPT适应证

由于其普遍适用的人际取向,IPT很容易适用于不同的人群。IPT的四个问题领域通常与许多不同的诊断类别、关系问题和困扰相关。由于它的灵活性和普遍适用的范围,一旦掌握了基本的IPT模型,治疗师应该就能很容易地将其应用于各种人群和疾病。然而,建议治疗师在将IPT用于特定领域时应学习专门知识:例如,如果对青少年应用IPT,则要有与青少年打交道的经验;如果对产后抑郁症来访者应用IPT,则要有与围产期妇女打交道的经验;如果对老年来访者应用IPT,则应培养与老年来访者打交道的专业知识。

(一)IPT治疗抑郁症

1. IPT治疗成人抑郁症

IPT治疗抑郁症的效果较为肯定。已有Meta分析显示,IPT治疗急性期抑郁症的效果和抗抑郁药物相比无显著差异;IPT联合药物预防抑郁症复发效果显著优于单用抗抑郁药(Cuijpers et al., 2008)。在CANMAT 2016年发布的《成人抑郁症的管理指南》中,IPT为抑郁症急性期治疗一线推荐疗法,维持期治疗二线推荐疗法。

2. IPT治疗青少年抑郁症

IPT已被修改用于治疗青少年抑郁症。IPT在治疗青少年抑郁症方面是有效的,一些随机对照临床试验已经证明了它的有效性(Tang et al., 2009)。针对青少年的IPT的关键修改涉及发展方面因素,包括青少年新出现的自主性以及发展更亲密的关系的需求,还强调了将来访者独特的家庭生态整合到治疗中的必要性。青少年IPT通常采用12~16次访谈的模式。在此模式下,在初始评估和中期阶段都可以将来访者的父母或照顾者整合到治疗过程中。当父母或照顾者参与到整个治疗过程中时,IPT已被证实适用于9岁及以上的儿童(Dietz et al., 2008)。

3. IPT治疗老年抑郁症

IPT同样适用于老年来访者。针对老年来访者的治疗特别强调悲伤、丧失以及角色转换。这包括复杂的主题,如退休、衰老,以及当夫妻中一方生病或显示出阿尔茨海默病迹象时的痛苦。IPT通常在较短的时间内使用,并且在来访者出现听力障碍或行动不便等问题时被灵活运用。有大量研究支持对老年人进行IPT(Miller,2008),一项包括晚期抑郁症维持疗法的研究(这是一项随机、双盲、安慰剂对照试验)比较了去甲替林、IPT(单独或联合)和常规治疗的效果,发现IPT-去甲替林联合治疗优于其他条件,且60~70岁的来访者比70岁及以上的来访者治疗情况更好。

4. IPT治疗认知受损的老年人

许多老年抑郁症来访者表现出认知功能下降的迹象,如记忆力丧失或执行功能障碍。后一种缺陷是来访者和照顾者之间角色争议的常见诱因。这可能是因为照顾者经常错误地将执行功能障碍的特征误认为故意反对。Miller和他的同事通过让照顾者和确定的来访者参与整个治疗过程,使IPT适用于认知受损的老年人(Miller et al., 2007)。这种方法根据临床情况使用灵活的个人或联合治疗,重点是为照顾者提供关于抑郁症、阿尔茨海默病、认知障碍及其对人际功能的潜在影响的广泛教育。让认知受损的人进行的IPT朝着"稳定状态"发展,在此之后,来访的频率可以降低。随着认知障碍的恶化,治疗方法可进行重组,以应对来访者及其家人面临的新挑战。

5. IPT治疗围产期妇女

一些研究已经将IPT用于围产期妇女及其伴侣(O'Hara et al., 2000)。围产期IPT的调适包括让伴侣融入社会(Carter et al., 2010),增加人种学访谈,作为加强参与治疗的一种手段(Grote et al., 2008),对产后抑郁症群体进行干预(Reay et al., 2006)。一般性修改包括注重有关儿童发育和围产期性功能的心理教育,以及认识可能影响目前抑郁症的围产期损失。IPT正在被用于不孕不育和流产的临床治疗。

6. IPT治疗恶劣心境障碍

IPT也适用于恶劣心境障碍来访者(Markowitz et al., 1998)。在近20年前的对这项工作的原始描述中,恶劣心境障碍因症状的长期性而被认为不适合使用急性人际焦点进行IPT,并因此产生了一个现在被废弃的问题领域,被标记为"医源性角色转变"。这个问题领域不是通过合作开发的,而是由治疗师强加给来访者的,并被概念化为从抑郁状态到较轻抑郁状态的角色转换。这种强加使治疗师避免使用现在被抛弃的人际缺陷/敏感领域,即使在IPT的早期工作中这也是一个效能低的专注领域。使用医源性角色转换问题领域的疗效模棱两可,这表明它并不比它打算取代的人际关系缺陷领域更好。

在一项比较IPT、舍曲林和短暂支持性心理治疗的随机对照试验中,单独用舍曲林与舍曲林–IPT联合治疗同样有效,两者均优于单独IPT,而IPT又优于短暂支持性心理治疗(Mason et al., 1993)。后来的试验进行了IPT与短暂支持性心理治疗对酗酒的恶劣心境来访者的疗效比较,结果显示IPT在治疗情绪症状方面更有优势,对饮酒行为的影响不大(Markowitz et al., 2008)。IPT最初将恶劣心境障碍的人际问题描述为人际缺陷/敏感这一领域。经过长期的经验积累,IPT研究者们理解到,长期存在的恐惧依恋是概念化这种人际行为模式的更好方式。

几乎总是有一些急性危机导致来访者最终寻求治疗,即使在慢性病的背景下也是如此。严重的危机、悲伤反应和丧失、角色冲突或角色转换应该是IPT的焦点。IPT更强调对急性问题的关注，而不是关注一个慢性问题。治疗师不应该把一个"医源性"问题领域强加给慢性抑郁症或心境恶劣的来访者，而应该倾听并帮助来访者确定是什么急性问题导致他们在那个特定时刻寻求治疗。虽然恶劣心境是慢性的，但几乎总是有特定的事件促使来访者寻求帮助——这一理解与IPT的理论基础一致。医学上强加给来访者的任何东西都与IPT的精神完全背道而驰。因此，治疗师的任务是与恶劣心境来访者合作识别急性应激源，并将重点放在那个严重问题领域，认识到由于来访者缺乏人际支持和不安全的依恋，治疗可能会更长。结束急性治疗，而不是终止治疗，并且过渡到IPT维持治疗对这些来访者也起着至关重要的作用。

（二）IPT治疗双相障碍

虽然双相障碍的治疗主要是药物治疗，但心理治疗可以帮助双相障碍来访者适当地改变生活习惯，以更好地管理他们的疾病。昼夜节律的紊乱，如睡眠习惯的改变，会破坏双相障碍的稳定（Ehlers et al., 1988）。Frank等人将此作为调适的基础，将社会节奏疗法与IPT相结合，创建了针对双相障碍的人际和社会节奏疗法（interpersonal social rhythmtherapy, IPSRT）（2005）。与其说IPSRT是一种修改，不如说它是一种联合疗法。这是一种治疗双相障碍的综合心理社会管理方法，将IPT与心理教育和行为干预相结合，以稳定日常生活。IPSRT的IPT部分帮助来访者适应和处理与双相障碍相关的多重心理社会和关系问题。IPSRT的IPT部分特别强调悲伤和丧失的问题领域，以解决疾病对健康自我的影响。关于IPSRT的一项随机对照试验显示，在2年的随访期内，来访者的情感发作较少，但IPSRT对抑郁发作的影响更大（Frank et al., 2005）。双相障碍的大规模系统治疗增强计划（STEP-BD）在接受特定标准化药物治疗的双相障碍来访者中比较了认知行为疗法（CBT）、IPSRT和家庭聚焦疗法。在12个月的随访中，3组来访者都显示出了相似的恢复率，并且恢复率都优于对照组。

（三）IPT治疗非情感性障碍

1. IPT治疗进食障碍

Fairburn及其同事首次将IPT用于治疗神经性贪食症的大型临床试验（1995）。虽然CBT的疗效在急性治疗结束时优于IPT，但在长期随访中发现IPT同样有益，将行为干预与进食障碍相结合的IPT版本可能具有更好的疗效（Agras et al., 2000）。Wilfley等人（1998）描述了针对进食障碍的分组IPT。除了展示IPT对这一人群的益处外，这项工作还为IPT在群体中的应用提供了一个有价值的模板。IPT对神经性厌食症的疗效不太令人信服。到目前为止，一项随机对照试验显示IPT和CBT的疗效不如通常的治疗（McIntosh et al., 2005）。神经性厌食症需要一种综合的治疗方法，包括熟练的医疗、家庭和个人心理管理。因此，综合治疗方法可能优于单独的干预措施。

2. IPT治疗社交恐惧症

Lipsitz及其同事针对社交恐惧症进行了IPT调适（1999）。几乎所有社交恐惧症来访者都面临着导致他们寻求治疗的严重危机。这可能是一场关系纠纷或过渡，对一些人来说似乎微不足道，但对于这些来访者来说，由于他们缺乏社会联系，这一节点就显得非常重要。与对心境恶劣的来访者一样，IPT治疗师的任务是倾听并帮助来访者识别急性危机，因为他们认识到，对这些来访者的治疗将需要更长的急性治疗疗程。这些来访者大多有不太舒适的依恋风格，结束而不是终止急性治疗，并过渡到维持治疗是至关重要的。一项小规模开放试验表明，IPT对社交恐惧症有一定的潜在疗效（Lipsitz et al., 1999），尽管一项较大规模的随机对照试验发现IPT的疗效优于安慰剂但逊于CBT（Stangier et al., 2011）。

3. IPT治疗边缘性人格障碍

IPT已被用于治疗边缘性人格障碍（borderline personality disorder, BPD）的来访者（Markowitz et al., 2006）。调适内容包括提供两个阶段的治疗：在第一个急性期，来访者在16周内接受18次IPT治疗。目标是建立治疗联盟，限制自伤行为，解释IPT模式，并使症状初步缓解。如果来访者对第一阶段有耐受性，那接下来就是16个疗程的持续阶段。持续阶段治疗的目标包括发展更适应的人际交往技能，以及在终止治疗临近时保持强大的治疗联盟。因此,患有BPD的来访者可以在8个月内接受最多34次的IPT治疗。

一项包括35名患有BDP和重度抑郁症来访者的试验在32周内将氟西汀联合CBT与氟西汀联合IPT进行了比较(Bellino et al., 2007)。除了生活质量和人际功能方面的一些微小差异外,治疗组之间的结果没有差异。第二项研究包括55名患有BPD和严重抑郁障碍的来访者,将氟西汀加临床治疗与氟西汀加IPT进行了超过32周的比较。在这项研究中,不同亚组之间的缓解率没有显著差异。综合治疗在减少焦虑和改善自我报告的社会功能方面更有效。终止IPT对BPD的治疗似乎并不比良好的临床护理更有效。直觉上很明显,BPD很可能对强制终止做出负面反应,他们长期存在的问题更有可能需要更长时间的治疗。

将IPT用于BPD治疗突出了早期IPT工作中的一些概念性问题。IPT的理论基础强调需要关注急性人际压力源,理解虽然潜在的依恋和人格问题使治疗变得复杂,但它们不是IPT的重点,因为IPT是在有限时间内的治疗,持续时间太短,依恋不会发生实质性变化。在IPT针对BPD的最初改编中,研究者增加了一个叫作"自我形象"的额外问题领域(Markowitz et al., 2006)。与IPT已证明有效的急性问题焦点不同,这个"自我形象"问题领域是一个长期存在的问题,而且它面向内心而不关注人际关系。因此,自我形象问题领域,就像逐渐被丢弃的人际缺陷/敏感领域一样,在理论上或实践上与IPT不一致。将BPD和不安全依恋概念化为治疗的并发症,侧重于严重的人际问题——角色转换、角色冲突或悲伤反应和复杂哀痛问题——将与IPT一致,预计会对情绪和人际功能产生影响,对来访者潜在的依恋风格和个性的影响也会小得多。

所有面向BPD来访者的IPT的另一个概念性和实践性问题是终止治疗。这在总体上带来了巨大的问题。一般来说,在任何情况下终止对BPD来访者的治疗都会导致医源性痛苦。终止治疗将焦点从治疗之外的人际危机转移到治疗关系内的危机。终止BPD来访者的治疗会引发真正的遗弃危机。治疗师实际上确实是在抛弃来访者,我们无法掩饰这一事实。在较长的疗程(某些情况下为34周)后终止治疗只会加剧抛弃的严重性。关于终止的讨论并不能阻止他们将终止视为真正的抛弃经历。终止治疗没有理论和实践上的理由,强调有不安全依恋的来访者从急性治疗结束到维持治疗的平稳过渡是完全有理由的。

4. IPT治疗创伤后应激障碍

IPT已被许多临床医生应用于创伤后应激障碍(post-traumatic stress disorder,PTSD)的治疗(Robertson et al., 2004)。IPT对PTSD的治疗关键是帮助来访者耐受强烈的情感反应,尤其是那些他们拼命回避的负面情绪,以减轻他们的麻木感。这种策略强调了IPT的核心——人际状况激发情感反应,而这种反应又反过来提供了有用的人际交往信息。

第二节 抑郁症相关介绍

一、抑郁症概述

抑郁症为精神医学中抑郁障碍的主要类型,即由生物、心理及社会等各种原因所引起,以持久和显著的抑郁症状群为主要临床表现,同时引起不同程度社会功能损害的精神障碍。据世界卫生组织统计,目前全球抑郁障碍来访者的数量超过3.5亿,其中大多数属抑郁症的范畴。我国最新的流行病学调查研究显示,抑郁障碍12个月患病率达3.6%左右,其中只有不到十分之一的来访者得到过专业医学治疗,得到正规心理治疗的人数则更为稀少。

抑郁的症状群包括:情绪低落、言语行为活动减少、愉快感缺失、兴趣消退、精力下降、注意力不集中、思维反应慢、决策困难、自我评价下降等,同时还可能伴随体重明显减轻或增加以及失眠、早醒、嗜睡等睡眠障碍,甚至会伴有焦虑不安、冲动易怒、轻生厌世等表现,严重者甚至出现自杀行为。

在一些诊断标准中,抑郁症会被界定为轻度、中度和重度等数个层级,这样的区分有利于来访者及其家庭更为清晰地理解当前的症状表现,并有利于个性化地指导治疗和康复,特别是心理治疗方法的选用和调整。

在精神医学和临床心理学领域之外的公众视角中,可以用抑郁症来指代大部分抑郁障碍。非医学背景的应用心理工作者,虽然无法做出抑郁症的临床诊断,但是在某些特定环境下可据此来理解来访者的抑郁心境状态。

截至2020年初,我国的神经精神疾病负担已经上升至15.5%左右,抑郁症造成的疾病负担在精神障碍造成的疾病负担中的比重最大。自杀死亡是抑郁症最严重的后果,多次未遂、重伤致残及伤害他人等自杀相关损害,在心理咨询和心理治疗日常服务中也屡见不鲜。抑郁症导致的心理危机,也是紧急心理救援的重要工作内容。

二、抑郁症的成因

本书主要受众为有志成为IPT治疗师的专业技术人员，其中可能包括精神科医师、心理治疗师、护理人员等医学背景工作者，也可能包括心理咨询师、心理学教师、社会工作者等非医学背景工作者，本书的编写目标为提升IPT治疗师的核心理念和操作技能，因此限于篇幅，在这里我们将不再深入探讨抑郁症的遗传学、生理学、生化学、内分泌学、精神影像学等生物性致病因素，对这些方面有兴趣的读者可参照《精神病学》《抑郁障碍防治指南》等权威材料系统学习。但对于心理社会因素，诸如人格因素、童年经历、心理应激、心身反应、成瘾滥用及其他心理社会因素等，我们将加以着重解析。

（一）人格因素

在多年大量的抑郁症治疗实践中，有相当一部分的临床心理工作者尝试去总结具有一定共性特征的人格特点。有观察认为，易于紧张不安、追求完美或情绪反应两极化的个体，更易于罹患抑郁症。也有报道称，更多表现出刻板固执或是小心谨慎等特质的个体，往往拘泥于生活细节或对他人有不切实际的期望，此类人在抑郁症来访者中也较为常见。同时，随着抑郁症来访者所接受的心理治疗的层层推进，治疗师会越来越发现，许多来访者有自责、自罪和缺乏信心等表现，这并不仅仅是抑郁发作的症状结果，也可能是自幼年就长期存在的性格特征之一。当然，针对这些临床观察也存在不同的质疑声音，很多医生认为一些症状表现不典型的抑郁症患者，其人格特点往往与表现相反。例如近年来备受关注的"隐匿性抑郁"，有相当多的报道称未观察到来访者存在显著的情绪低落和消极退缩，且多年来一直呈现乐观开朗、积极向上的个性表达。故对人格因素的研究和探讨，在未来相当长的时期内将会一直进行下去。

（二）童年经历

儿童及青少年时期的不良经历，是个体在成年后发生抑郁症的重要原因之一，这不仅仅是心理学和医学的理论观点，而且已经成为当前全社会范围内的共识。关于童年不良经历的研究报道较为丰富，可总结出与成年后抑郁症密切相关的主要类型，诸如：①童年时父亲或母亲突然去世，甚至父母双亡。当然也包含其他感情极度亲密的长期照料者的去世。②童年时长期遭受虐待，包括暴力殴打、性虐待及言语虐待等。虐待行为可能来自家庭，如父母和亲人；也可能来自外部世界，如邻居、教师或同学。③童年时缺乏足够的关爱和关注，如父母长期分居、父母剧烈冲突或长期寄养生活等原因，导致父母的养育功能缺失，同时其他照料者的代偿作用不足。④童年生活环境过于动荡，或许因父母工作调动而不断更换城市，或许因无人照料而不断更换家庭，缺乏足以让心理发育的必要时空条件。⑤童年生活条件极度贫穷，生活资源的难于获取，教育条件的巨大落差，都可能给个体造成明显的心理创伤。⑥童年时经历的其他不良事件。

（三）心理应激

个体在成年后所面临的应激性生活事件，主要来源于家庭和社会两方面。①最显著的影响来自经济状况，即低收入家庭中的主要成员更易受到抑郁症的威胁；突发而严重的经济水平恶化，在增加患病率的同时，也会加重抑郁症的功能损害程度。②其次的影响来自人际关系，包括两性等亲密关系的重大挫折或持久损害，对抑郁症发生的贡献不容忽视。有研究证明，离异、丧偶及被迫分居的个体，患抑郁症的风险明显高于处于婚姻之中且主观满意度良好的个体。③还有的影响来自重大的丧失，如至亲或爱人的亡故、事业发展中的严重挫折及多因素作用下的人生无价值认知。

（四）心身反应

心身反应指的是能引发重大心理状态变化，并持续发挥不良影响的躯体疾病，其中最有代表性的当属恶性肿瘤。心身反应对抑郁症的发生有着显著的贡献，研究证明约30%以上的躯体慢性病可与抑郁症形成共病状态。除对生命安全和躯体状态损害较为直观的恶性肿瘤之外，风湿性心脏病和冠状动脉粥样硬化性心脏病等心血管疾病，是明确的抑郁症危险因素；中枢神经系统的很多病变，如癫痫和血管性痴呆等都会伴发抑郁症；众所周知，甲状腺功能亢进来访者时常表现为心境躁动，而甲状腺功能减退来访者则时常出现情绪低落、言行迟缓和兴趣缺乏等抑郁症状。

（五）成瘾滥用

临床心理治疗领域中，成瘾行为的矫治是日常工作内容之一。酒精、毒品及药物等物质成瘾行为，是抑郁症的高危因素。中枢神经兴奋剂、致幻剂、阿片类药物、酒精、镇静催眠药物等都属于成瘾物质，而心理治疗师经常会与成瘾行为者打交道。病理性赌博、偷窃癖、游戏成瘾、网络依赖及性成瘾等，可归入非物质成瘾行为，与抑郁症的关系也相当密切。其中酒精滥用者有58%以上的个体患有抑郁症，抑郁症状的加重往往是酒精滥用者复饮的最主要动因。而诸如可乐定、利血平、左旋多巴和糖皮质激素等躯体疾病用药，如果超出常规用量也可造成部分个体出现抑郁症状，或加重原有抑郁症的功能损害。

（六）其他心理社会因素

研究表明，高纬度地区的抑郁症发病率明显高于低纬度地区，这可能与日光照射时间过少和高寒环境下人际互动缺乏等因素有关。日本的自杀率多年来显著高于周边国家和地区，则与单一民族社会文化习俗有关，即过度强调个体责任感的言行要求和过于强调耻感的文化传统，使以了结生命负责的模式处于经久不衰的主导位置。重大突发事件的应对结束之后，也可能出现抑郁症的高发态势。近年来，特大地震及传染病疫情后的自杀案例报道均有所抬头。

IPT的核心观点认为，抑郁症不可能无原因地自行发生，抑郁症状往往与个体生活中的事件密切相关，多数情况下可观察到抑郁症状与和个体关系密切的人际互动有联系。即使在抑郁症的致病过程中，人际和环境并没有起到重要作用，在个体患病后的生活中，人际困难与抑郁症状的并行也几乎是贯穿始终的。IPT治疗师更倾向于将抑郁症来访者的人格特点、人际关系、社会资源等与症状表现统合起来，加以整体分析和理解，并试图通过对人际问题的良好处理，获得更多内在及外部的资源，用学习整合的全新社会技能来治疗抑郁症。

三、抑郁症的症状表现

考虑到在实际临床心理工作中，有一部分来访者是持着精神科医师的明确抑郁症诊断来寻求系统心理治疗的，但也有另一部分来访者，其是否处于抑郁状态之下,是需要IPT治疗师进行初步的评估和判断的。故我们将日常工作中常见的抑郁症状言谈表现加以整理,以帮助IPT治疗师对来访者的状态加以简单识别。

(一) 情绪低落

来访者面部的表情凝重,或可勉强挤出笑容但笑容旋即消失。时常以泪洗面,或在访谈中突然失声痛哭。言辞消极负面,态度悲观绝望。

访谈1:

治疗师:"看你似乎有些难过,你可否愿意说说,是近来发生什么事了吗?"

来访者(哭泣着瘫坐在椅子上,不断地摇头,口中碎念着):"一切都完了,做什么都没用的……"

访谈2:

治疗师:"你好,请问有什么可以帮到你的?"

来访者(低着头看了一会儿地面,然后无力地抬起头看治疗师一眼,小声回答):"没有。"

(二) 兴趣减退

在心理治疗或心理咨询的工作场景中,关于来访者生活中各种兴趣的评估,多数情况下通过治疗师主动提问来获得,很难通过非言语的观察加以实现。同时,兴趣改变的时限性,是辅助评判的重要指标之一。

治疗师:"嗯……你现在正在读大学,近来学业怎么样,还能跟得上吧?"

来访者:"跟不上!"

治疗师:"你自己是否了解,跟不上的原因是什么?"

来访者:"课都没法坚持去,怎么可能跟得上?"

治疗师:"噢,是这样子……是什么因素,阻碍了你去上课?"

来访者:"就是感觉上课没意思,提不起兴致……什么都不想做……"

治疗师:"我特别想了解一下,你是一直对这类课程缺乏兴趣,还是最近一段时间才如此的?"

来访者:"我想想……大约有两个月了? 对,可能也就这两个月吧!"

（三）无愉快感

衡量个体当下的愉快感，要从横向和纵向两个维度加以综合考量。简单来说，就是既要和自己的过去比较，也要同他人的现在比较。针对这一核心症状的访谈，应紧紧围绕上述两个维度来进行。

来访者："嗯……我近来很不开心……"

治疗师（着重语气）："不开心？能具体说说吗？"

来访者："也说不太明白……反正就是不开心……"

治疗师："多久了？像这样子不开心的状态。"

来访者："半个月了吧。"

治疗师："也就是说半个月之前你还是能开心得起来的？"

来访者点头，不语。

治疗师："这半个月以来，有没有试着去调整一下心情呢？"

来访者："有的……自己先是看些笑话段子什么的……想让自己笑一笑，但还是不太能笑得出来。"

治疗师："如此……还做了其他的尝试没？"

来访者："也有的……约朋友出去看电影，是喜剧电影。她们都笑得好开心。"

治疗师："那……你呢？"

来访者："我哭了！"

（四）思维迟缓

这与注意力不集中的表现有本质的区别，来访者试图努力跟随治疗师的思路和节奏，但思维反应的速度和数量都不足以完美达到目标。经过治疗师的反复确认，仍会有部分来访者无法跟上访谈节奏。部分来访者比较突出的表现是决断能力降低，看上去似乎优柔寡断，交谈陷于艰难。

访谈1：

治疗师："你好，请问有什么可以帮到你的？"

来访者目光呆滞地看着对方，肢体略僵且沉默不语。

治疗师："你……了解来这里，是接受心理访谈的吧？"

来访者:"啊……对……"

访谈2:

治疗师:"就我们刚刚所谈的内容,你有什么感受反馈给我吗?"

来访者(表情明显困惑,认真努力地思索,停顿一阵后支吾回应):"嗯……啊……还行……"

治疗师:"我们要不要就刚刚达成的共识,制订一个切实可行的操作方案呢?"

来访者(面露难色,很犹豫):"这个……应该可以吧?"

(五) 精力减退

难以通过正常休息和调适得到恢复的"疲劳感",是其核心特征。来访者总是感觉既往轻松应对的事务,越来越成为让自己力不从心的困境。

来访者:"我感觉整个人特别累,每天早上醒过来后全身都痛,就像散架了一样。"

治疗师:"嗯哼,你近来工作负担或其他事务明显增多了吗?"

来访者:"没有,都有点儿不好意思说,已经被领导关照,换到了一个轻松得多的岗位了,工作量小很多,但还是感觉累。"

治疗师:"这样啊,明白了。那你有没有进行自我的调整啊,比如多休息,或是放个假什么的?"

来访者:"唉……试过了,开始以为睡眠好了就能恢复过来,但连睡了几天也没用,反倒更累了。还有,上个月和家人去了泰国玩,下了飞机就后悔,觉得自己很没用,只是没精神罢了,还得出国去恢复,有想哭的感觉……"

治疗师:"从泰国回来之后呢,感觉怎么样?"

来访者:"更差了,现在每天上班都是咬牙坚持的。"

(六) 自责自罪

此类言语初听起来仿佛是对既往过错的追悔,但深入访谈下去就会发现,来访者的自我谴责并没有客观的罪恶依据。评价多为情绪化的表达,言辞有绝对化的倾向。

来访者:"我经常会产生自责和自罪的情绪,我觉得对不起自己和其他人,觉得自己是个无可救药的垃圾。"

治疗师："为什么这么想?"

来访者："小时候……有一次……我弄坏了家里的灯,我妈以为是我姐姐弄坏的,就打了姐姐一巴掌。我对不起姐姐。"

治疗师："你后来和姐姐关系怎么样?"

来访者："后来我向姐姐道歉,姐姐原谅了我。姐姐现在对我很好,让我住在她家里,给我做好吃的。我现在很没用,事情不想做,觉得自己是垃圾,连累家人,同时我又觉得垃圾的想法是为了让自己显得比较可怜,更觉得自己是个垃圾。"

(七) 躯体不适

涉及睡眠、饮食、体重、性欲及疼痛等诸多方面,有些抑郁症来访者是以上述困扰为主要治疗需求而来访的,而有些抑郁症来访者需要详细系统的询问,才会意识到这方面的困扰。抑郁症所伴发的躯体症状,均无相应的器质性病变作为现实基础,且与心理症状交织混杂在一起,表现相对丰富。

访谈1:

治疗师："你的情绪如此之差,有没有影响到身体的其他方面? 比如睡眠近来如何?"

来访者："睡眠的确不好,总是睡不着,常常失眠。"

治疗师："睡不着啊……好的……你一般大约晚上几点上床睡觉?"

来访者："22点到23点之间吧……"

治疗师："那躺下之后,估计要多久才能睡着呢?"

来访者："1小时? 还是1.5小时? 我说不太清!"

治疗师："也就是很少能在30分钟之内睡着,是吧?"

来访者："是的,不多。"

治疗师："这样难以入睡的情况,发生的频率是怎么样的? 比如每周会有几天?"

来访者："上周有一天是完全睡不着的,1小时以上才能入睡的,可能有3天,反正是没问题的时候少,比较痛苦。"

访谈2:

治疗师:"你近来吃饭怎么样?"

来访者:"还可以吧……"

治疗师:"饭量有没有明显变化? 比如会变得特别少,或者是特别多吗?"

来访者:"没有什么特别的感觉。"

治疗师:"可是你刚说,这两个月快速瘦下来十几斤,而且你也没有去运动减肥,那体重是怎样降下来的呢?"

来访者:"我也不是很清楚。"

治疗师:"那好吧,你现在每餐吃多少主食?"

来访者(泪水开始充盈):"……小半碗……"

治疗师:"和男友分手之前,每餐吃多少主食?"

来访者(边抽泣边克制):"一整碗……"

治疗师:"今天呢? 刚刚午饭吃了没有?"

来访者(掩面失声):"没……没吃……都不想活了,还吃什么饭?"

访谈3:

治疗师:"你妻子刚刚提到,前几天你们去了男科,如果你愿意的话,我们是否可以聊聊这方面的话题?"

来访者(长叹一口气,神情沮丧):"唉……不行了呗……勃起……有问题……"

治疗师:"你说的……不行……从科学上来讲,大体有两种情况,你要不要了解一下?"

来访者(好奇):"哪两种?"

治疗师:"第一种是对性生活充满兴趣,但是做起来有困难,无法正常完成,内心特别焦急、紧张和害怕。越是紧张就越做不好,越做不好就越紧张,我……说清楚了吧?"

来访者(认真点头):"嗯……"

治疗师:"第二种是对性生活根本提不起兴致,自己没有什么欲望,就算伴侣表现得积极火热,也燃不起对性生活的热情。坦率地讲就是既不想做,也不能做。勉强为之效果也不好,你……了解了没?"

来访者(挺身回答):"对对对! 我就是后面这种,没想法……一点儿想法也没有!"

治疗师:"这种状态出现多久了?"

来访者(略思索):"有大半年了吧!"

治疗师:"半年前发生了什么?"

来访者:"……让我想一想……"

访谈4:

来访者:"外科医生说让我来找你,我不明白,心理科也能治背痛吗?"

治疗师:"你先说说怎么个痛法? 痛了多久了?"

来访者(用手摸后背):"有三四年了吧,就是这儿,一动就疼,晚上睡觉时痛得厉害!"

治疗师:"外科医生看过了? 那他怎么说的?"

来访者(无奈):"他说我没什么事儿,能做的检查也做了,都查不出问题来。没伤也没病,真是怪了啊!"

治疗师:"嗯……这样啊……你这个背痛,是始终就一个程度的疼,还是有变化的疼?"

来访者(想了想):"有变化……不开心的时候,疼得更厉害!"

(八)自杀相关

我们经常在心理工作中要加以区分的自杀相关内容,可简单划分为自杀意念、自杀筹备和自杀未遂几个层面。自杀身亡的抑郁症来访者,我们只能针对其家人或密切关系人进行危机干预。而在心理治疗的工作场景中,自杀意念和自杀未遂比较容易在访谈中查及,但自杀筹备的隐藏性较高,治疗师应加以高度关注。

治疗师:"听你父亲讲,学校建议你先停学一阵子,并建议你来看临床心理科? 是这样吗?"

来访者:"噢……是……"

治疗师："你知道是什么原因吗？"

来访者(目光闪避)："不……我也不太清楚。"

治疗师："在学校里有什么困难？是不是过得不开心啊？"

来访者不语，但面部偶有肌肉抽动。

治疗师："我们都知道，通常情况下，如果没有发生特别的事，学校是不会建议学生到我们这里来的，你说是不是？"

来访者(缓缓点头)："我……昨天下午，去了……天台……"

治疗师(神情亲切，放松平稳)："嗯哼……然后呢？"

来访者："被体育老师看到，就把我拉下来了！"

治疗师："啊，上天台，你是想做些什么呢？"

来访者(极不自然地讪笑)："没……没想……就是想去吹吹风……放松一下……"

治疗师："那发给爸爸的微信，是想表达什么意思？"

来访者："我一时心情不太好，就胡乱写了些东西……其实没那么想……"

治疗师："但是你爸爸和妈妈，现在看起来很是担心啊！"

来访者(眼神躲闪，表情紧张)："都说了不用担心的！"

治疗师："如果……我是说如果……如果你现在是爸爸，你有一个儿子，也发了同样的微信给你，你会不会担心呢？"

来访者："会……会吧！"

治疗师："所以呢，为什么我们不来共同努力一下，弄清楚到底发生了什么事情？让父母和学校都能真正地理解你，不要让他们只能胡乱地猜你到底怎么了，这样对事情的解决，说不定会更有利，你觉得呢？"

来访者沉默不语。

治疗师："我们不会因为你是未成年人而逼迫你，但我们必须因为你是未成年人而保护你。我们用几分钟来好好思考一下，看看你要不要接受我的建议，尝试着和我聊一聊天台这件事的原因，好不好？"

针对抑郁症的主观评估，无论是精神科医师日常的精神检查，抑或是心理治疗师常用的摄入性访谈,都以封闭式提问为主,开放性提问所占的比重较小。关于这个部分的理论和技能的丰富,需要所有人一起在临床实践中不懈努力,我们也希望可以在本书的更新版本上加以不断完善。

四、抑郁症的危害及后果

抑郁症作为精神障碍的一种,具有患病率高、影响面广和损害严重的基本特征。因抑郁的核心症状会摧毁个体的自尊和自信,故所产生的伤害多数指向个体的自身内在。为帮助 IPT 治疗师深入了解抑郁症所造成的不良后果,同时辅助规划和设计心理治疗实施方案,我们将抑郁症的心理、生理及社会性损害(主要包括精神痛苦、人际隔离、工作和学习能力下降、照料自我和他人失能以及自杀行为等),简单总结如下:

(一)痛苦的精神世界

主观的痛苦感受,是绝大多数精神障碍来访者直面的首要难关。抑郁症使个体陷入持续的负面体验之中,失去原有的愉快感,否定自我的价值,抗拒亲友的关爱,质疑专业的帮扶。"对过去不断追悔,对现实难以面对,对未来充满绝望",人的精神世界长期处于饱和攻击式的痛苦折磨之下。抑郁症的个体很多最终选择自杀结束生命,其最主要原因就是无法再忍受极度的精神痛苦。

(二)被损害的人际关系

抑郁症状会让人越发消极地看待自己,渐渐加重自卑心态,病理性地扭曲对自身和人际关系的认知,从而对来自外界的关心和帮助持回避态度,与人的信息交流和情感沟通日益减少。抑郁症的个体会形成自我隔绝的怪圈,即先开始怀疑和否定自己,然后拒绝人际交流互动;亲友的关爱受阻的现实,又被个体歪曲理解为自己不值得关爱的证据。如此反复,自我评价呈螺旋式匀速下降,如无外界强有力的干扰,几乎必然产生自毁倾向。

(三)崩塌的事业、学业

出现在心理门诊的抑郁症个体,如果是主动来寻求心理帮助的,那么很大一部分的求助动因,是日常工作或学习能力受损。抑郁的思维迟缓症状,让完成既往数量、质量的常态工作成为噩梦，也让接受新事物、掌握新规则和开创新道路的努力付诸流水。很多个体会感觉自己的理解力、逻辑力、记忆力、专注力和执行力都会直线下降，对许多事物会越发反应迟钝，操作失误或应对不当。工作和学习能力受损，往往是社会功能损害的核心指征。

（四）失能的内外照料

生理及心理健康处于正常区间的绝大多数人，可以自行处理衣食住行，照料好自己的生活起居。同时，也可以承担相应的家庭角色及基本的照料责任。但抑郁症会让人在生活照料过程中，越来越多地体会到失能，从"有心有力"，慢慢转为"有心无力"，直至最后"无心无力"，严重损害了照料自身及亲人的基本能力。曾经有来访者称："今天我很早就醒来，看天依然很黑，我想知道时间是几点钟，于是想翻个身去拿枕头边上的手机（苦笑）。居然，我居然翻不过这个身（接着苦笑）。是的，你看，人一旦抑郁了，连翻个身取手机这样的动作，都困难得无法实现……"

（五）决绝的自我毁灭

自杀是个体有意识地，以结束自己生命为目的的一系列行为。人类的自杀行为大体有以下成因，如精神疾病、躯体疾病、残障失能、经济打击、关系破裂及社会动荡等。导致抑郁症的个体非常容易产生自杀意念，进行自杀筹备和实施自杀行为的核心因素，是他们坚信"死亡是解决当前自身困难的唯一可行途径"这一歪曲认知。如果来访者只想到自杀这件事情，但没有去做任何的准备和尝试，那么称之为"自杀意念"。自杀意念在轻度抑郁状态之下往往是偶然出现的，并可能被来访者通过思维自行否定。但随着病情的深化和症状的恶化，意念在脑中出现的频次和时长可能会慢慢增加，来访者甚至很难依靠自己的力量来对抗。在自杀意念的基础上，若来访者开始上网搜索自杀的方式方法、自杀的器材用具，或是开始写具有遗嘱性质的文字材料、清楚或隐晦地向他人交代后事，抑或是不断亲自考察具有高度危险性的场所地点等，这样的准备行为可称为"自杀筹备"。筹备阶段是危机干预和心理救援的最佳介入时间点之一，因为此时来访者既开启了危险的进程，又没发展到不可控制的地步。经过了方法和用具的准备，来访者实施了自杀行为，但是没能成功导致自身的死亡，称为"自杀未遂"。关于未遂的自杀行为的信息多数是亲友或第三方提供给心理治疗师的,很大一部分因抑郁症选择自杀但未能成功的来访者,会倾向于隐藏关于自杀的真实想法,以便于为未来再次实施进行必要的准备。故IPT治疗师应掌握足够的心理危机干预理论和操作技能,以便于在先行解决来访者的自杀风险后,再开启规程进行心理治疗。

五、抑郁症的评估和诊断

科学评估是准确诊断的基础,准确诊断是有效治疗的前提,有效治疗是功能恢复的根本。关于抑郁症的临床评估,涉及主观评估及客观评估两个部分。主观评估包括临床访谈和心理测量,客观评估主要是指医学查体及生物学实验检查。对于精神科医师而言,需要完整收集以上资料,并依据权威临床诊断标准,再结合临床经验和其他信息,综合加以科学分析后,才能形成初步的精神医学诊断。由于当前法律的限制,心理治疗师不能出具疾病诊断,但IPT治疗师仍可以通过对症状表现的观察,描述来访者当下可能的心理状态,进而形成专业技术推断和应对处置建议,并以此为基础来选择和应用心理治疗路径、方法。

而对于抑郁症的诊断,我们决定:不在此处逐一罗列各种通行医学诊断标准,而是把精力放在如何引导IPT治疗师从诊断标准中汲取营养,从而更好地形成内在判断并指导心理治疗的实施。关于抑郁症的具体诊断条目,有国内的《中国精神障碍分类与诊断标准第3版》(CCMD-3)、世界卫生组织的《国际疾病分类第十一次修订本》(ICD-11)精神与行为障碍分类及美国精神病学会的《精神障碍诊断与统计手册(第五版)》(DSM-5)等,请未加以系统学习的治疗师自行参阅。

对于抑郁症的评估,包括IPT治疗师在内的非精神科医师背景的临床心理工作者需要了解评估和诊断的全部内容,同时需要掌握以下重要部分,以利于日常工作的应用操作:

（一）心理治疗师应评估的抑郁症相关内容

具体内容详见表1-1。

表1-1　抑郁症的临床心理评估要点

评估要点	要点的依据解读
发病年龄	抑郁症在青春期和老年期发病相对集中，但近年来有向成年早期和中期扩展的趋势
社会特征	包括学业出身、文化程度、求学经历，职业类型、职场位置、收入水平，行业特点、岗位职责、工作压力
婚恋情况	包括以下情况：未婚、已婚、离异、丧偶、分居；有伴侣但一直不婚；多伴侣且始终不离；同性关系、双性关系；其他有必要了解的亲密关系
来访者性别	在相同生活事件作用下，女性更易因呈现心理损害而患抑郁症
个性特征	更多报道认为，个性因素在抑郁症的发病方面影响不显著，但其对于患病后的应对方式和转归结局的作用仍不可忽视
家庭结构	包括以下情况：双亲家庭、单亲家庭、寄养家庭；单子女家庭、多子女家庭；同辈排行及成员互动模式的独特之处
亲子关系	密切还是疏离，平稳还是动荡，健康还是扭曲，增益还是损害；引起重大变化的节点和变量
创伤经历	创伤发生的时间、地点、人物、事件、影响；是否存在心理创伤反应；与当前抑郁症状的关系
躯体状况	残障或失能；是否有遗传病；是否有高血压、心脏病等慢性疾病；是否有恶性肿瘤、艾滋病等高致命疾病；是否有对生命威胁较小，但是引发长期精神痛苦的其他疾病；当下是否处于明显的亚健康状态；等等
精神障碍家族史	家庭成员中"二系三代"范围内：是否存在抑郁症、躁狂症、双相障碍、分裂症、分裂情感障碍、癫痫、焦虑障碍、创伤相关障碍及其他精神疾病诊断治疗史
依赖/滥用	包括酒精、药物及毒品等物质依赖情况，赌博、游戏及网络应用等非物质依赖情况，性行为和偷窃等异常成瘾
过去的症状表现	既往是否存在类似的表现；如有，则列出抑郁症状发生的时间、诱因和特征以及症状出现的频度和损害程度

评估要点	要点的依据解读
过去的诊断治疗	既往是否存在求医的行为;如有,则方法是服药治疗、物理治疗还是心理治疗,治疗效果如何,维持治疗的坚持情况如何,等等
当下的核心症状	是否存在情绪低落的言行表现,是否存在兴趣减退的言行表现,是否存在快感缺乏的言行表现
当下的心理症状群	是否存在思维迟缓,态度消极,认知能力损害,自我负面评价,自责自罪,自杀意念、自杀筹备及自杀实施行为,精神运动性迟滞或激越言行,焦虑症状群,精神病阳性症状群,疾病自知力缺失
当下的躯体症状群	是否存在失眠、早醒、梦魇、嗜睡等睡眠障碍,神经性厌食或贪食行为,体重快速地下降或上升,性欲低下及性行为困难,持续加重且无法缓解的疲乏感,持续存在且无法证实原因的躯体疼痛或不适感
当下的功能损害	包括精神痛苦主观评价如何,照料自我及他人的能力如何,人际关系和社会支持如何,是否有工作及学习能力损害,是否有自伤、自残及自杀行为,是否危害他人、社会或公共安全

(二) 抑郁症心理访谈的操作原则

(1) 稳步建立关系,多用倾听共情;

(2) 交谈日常生活,降低防御阻抗;

(3) 接纳不同观点,善待症状表现;

(4) 避免诱导暗示,问询实事求是;

(5) 时长设计得当,环境力求安静;

(6) 遵循摄入访谈,灵活循环提问;

(7) 争取亲友配合,寻求医生支持;

(8) 危机即时干预,重症尽快转介。

以上操作原则通俗易懂,包括 IPT 治疗师在内的临床心理工作者可在实践中加以应用并不断完善。

（三）心理测量工具

关于心理测量工具,包括一般性心理调查问卷及标准化科学量表的应用,在本节中不再加以详细列举和介绍。但这不代表心理测量部分的内容并不重要,测量评分结果及专业解读,对形成医学诊断具有辅助作用,同时也对心理治疗师阶段性效果评定具有科学的参照意义。未系统学习过临床心理测量课程的读者,可以另行寻找资源加以补充学习。在此仅将部分常用心理测量量表列举如下:

（1）抑郁自评量表（SDS）;

（2）汉密尔顿抑郁量表（HAMD）;

（3）Beek抑郁问卷（SDI）;

（4）症状自评量表（SCL-90）;

（5）心理健康问卷（SRQ-20）。

六、抑郁症的综合治疗

（一）治疗目标

针对抑郁症的综合治疗,无论是生物学途径（如药物）的、物理学途径的（如经颅磁刺激治疗等）还是心理学途径的（如心理治疗等）,其根本目标均是一致的,具体如下:

（1）消除临床症状;

（2）缓解精神痛苦;

（3）提高生活质量;

（4）恢复社会功能;

（5）降低复发风险;

（6）助力个人成长。

（二）抑郁症的生物学及物理学治疗

抑郁症的药物治疗原则、药物种类介绍及选药策略、常用药物的用量用法、抗抑郁药物的相互作用及医用物理治疗仪器等相关内容,是治疗师无须加以操作实施的内容,请有兴趣的读者自行参阅相关正规材料加以系统学习。

（三）抑郁症的心理治疗

1. 心理治疗对抑郁症的作用

（1）减少核心症状及心理、躯体症状群；

（2）缓解抑郁症状所带来的精神痛苦；

（3）矫正和避免抑郁症带来的不良心理、社会后果；

（4）最大可能地引导和支持个体走向功能康复；

（5）配合其他形式的治疗，如药物及物理学治疗。

2. 心理治疗干预抑郁症的策略原则

（1）注意直面当下，消除当前症状；

（2）不以人格的重塑为首要工作目标；

（3）治疗时长应限制在50分钟左右；

（4）技术方案应依据效果评估、调整和完善；

（5）若心理治疗持续6周但核心症状无改善，则考虑更换心理治疗方法，或联合生物学及物理学治疗；

（6）若心理治疗持续12周但心身症状群缓解不完全，则考虑更换心理治疗方法，或联合生物学及物理学治疗。

3. 抑郁症心理治疗技术的选择

多年的临床实践证明，对抑郁症具有改善作用的心理治疗技术有很多种，包括我们所熟知的支持性心理治疗、认知行为治疗、心理动力学治疗、系统式或结构式的家庭治疗、短程焦点治疗及本书详细介绍的人际心理治疗（IPT）。近年来，越来越多的报道显示CBT及IPT对抑郁症状的缓解作用明显优于其他心理治疗。为帮助IPT治疗师更好地理解和掌握心理治疗技术的选择，我们通过下面的列表内容（见表1-2）加以强化说明：

表1-2　抑郁症的心理治疗技术相关症状指征

一般指征	特殊指征		
	心理动力学治疗	认知行为治疗	人际心理治疗
感到失望和无助;冷淡、兴趣减退或快感丧失;对自我期望过高或理想化;睡眠过多,多梦或做噩梦;感到焦虑不安或活动迟缓;动机或需要缺乏;自卑、不恰当地或过分地自责和惩罚自己;想到死;社交回避,害怕被人拒绝或出丑;心身不适、疑病症状	有长期的空虚感且低估自己的价值;童年期丧失或长期与父母分离;有既往关系(如与双亲、性伴侣)的冲突;有内省能力;有改变自我、表现压抑的能力;能评价梦与幻想;几乎不需要提示和指导;相对稳定的外环境	明显的对自我、世界和前途的偏见;固执己见的思维方式;对现实的不适应(包括对其他心理治疗效果不好);需要中到高度的提示和指导;行为训练和自我帮助有效果(高度民主的自控能力)	最近与家庭成员或他人发生争执或不和;有社交或交往方面的问题;近来发生角色转换或生活改变;有不正常的悲伤反应;需要低到中度的提示或指导;环境改变(建立可能的支持性社会关系)有效果

(江开达,2007)

4. IPT对不同类型抑郁症的效果

(1) 重度抑郁:通常情况下,包括IPT在内的单一形式心理治疗对重度抑郁的效果不明显。

(2) 轻/中度抑郁:在很多国家和地区,IPT已经被广泛应用于轻/中度抑郁症。特别是伴有显著焦虑表现和躯体不适症状的个体,对IPT的效果反馈良好。

(3) 持续性抑郁:这里所提及的持续性抑郁症,即原来我们所熟知的"心境恶劣障碍"。IPT可针对这类疾病的慢性抑郁症状加以系统调试,可以使个体避免将症状认知为自身的个性特征。

(4) 儿童及青少年抑郁:IPT是青少年抑郁症心理治疗技术应用中的亮点,儿童和青少年对人际互动调适的接受程度较好,如果有父母等亲人的适度参与,其整体治疗效果则更为肯定。

（5）孕期抑郁：由于很大一部分处于抑郁症困扰中的怀孕女性会拒绝终止妊娠的医学建议，故孕期心理治疗的作用近年来不断突显。IPT 被普遍证实可以帮助孕妇减轻"心理压力"，明显改善孕期的抑郁症状。

（6）产后抑郁：有报道称，IPT 对于产后抑郁的干预效果要优于 CBT 等心理治疗方法。带有 IPT 性质的产后心理救援服务，可以明显降低产后抑郁的发生率。

（7）老年抑郁：IPT 有助于改善老年抑郁症个体的丧失后悲伤反应，以及角色冲突带来的抑郁感受。

第三节　IPT治疗师的胜任特征

一、胜任特征的概念与背景

胜任特征的概念,最初起源于20世纪60年代的美国,是一种用于有效预测实际工作业绩的人员选拔方法。该方法更多地从不同于单纯智力或能力的维度上进行评估,更多地从体现工作绩效的客观数据入手。胜任特征受到个体特征、行为特征和情景条件的影响。

心理治疗师/咨询师作为专业的从业人员,其胜任特征因为其个体属性、职业属性、工作环境、文化背景的差异而有所变化。从中国心理学会授权临床心理学注册工作委员会制定的《中国心理学会临床与咨询心理学工作伦理守则(第二版)》可看出,行业规则对于从业者的要求为:善行、责任、诚信、公正与尊重。善行强调从业者能够通过专业服务使来访者获益,避免对其权利的侵犯、剥削及伤害;责任指的是从业者对其专业责任、伦理责任、法律责任及社会责任的承担与维护;诚信指的是从业者在职业所涉及的不同情形中均能够保持其诚实、守信的状态;公正所蕴含的态度是不直接因为潜在的偏见或局限性而导致不当行为与后果,在职业中做到公平、公正;尊重则体现了从业者在助人工作中能够清楚知晓其职业边界,保护对方的隐私,尊重对方的状态、行为与自我决定。这些特质构成了心理治疗师/咨询师一般胜任特征的基础。

二、心理治疗师/咨询师的一般胜任特征

心理治疗师/咨询师的一般胜任特征,是在不区别具体流派的前提下,提取出的心理从业者普遍意义上的胜任特征。吴垠和桑志芹(2010)通过行为事件访谈及编码分析的方式对20名心理咨询师的胜任力进行研究,最终建立的心理咨询师胜任特征模型包含了11项基准性胜任特征和9项鉴别性胜任特征。基准性胜任

特征指的是心理咨询工作中经常涉及的心理咨询师的特征,包括利他性、建立关系的基本态度、人际理解和洞察、尊重、培养他人、自我觉察、自我控制力、开放性、语言表达能力、人格健全与完善、专业知识和技能11项。对于心理治疗及咨询行业而言,这些是从业人员所需要具备的重要胜任特征。而鉴别性胜任特征指的是区分优秀心理咨询师与一般心理咨询师的关键因素,分别表现在建立关系的基本态度、人际理解和洞察、弹性、影响力、自我觉察、自我控制力、人格健全与完善、阅历与经验、专业知识与技能等方面,这些胜任特征上的突出表现,是优秀心理从业者所具有的特质。

三、IPT治疗师的胜任特征

对于IPT而言,治疗师的胜任特征是要适应人际心理治疗的特定模式,因此在心理治疗师/咨询师一般胜任特征基础上,IPT治疗师也需要具备与其治疗模式及治疗策略相匹配的特点。IPT治疗有着明确的时效性与结构性,有着较为固定的时长与阶段工作,通过建立人际关系清单、行为分析、沟通分析及角色扮演的方式进行工作;在早期对个案进行问题领域的个案概念化,并结合医学模式在治疗中进行应用,能够与来访者分享交流这些理解,将症状与问题领域进行结合,并对来访者进行必要的宣教。在《人际心理治疗指南》一书中,对于治疗师特质的描述包括治疗师的盟友关系及友好态度,保持治疗行为和反射式倾听的平衡,保持心理干预的简练,避免对移情的深入探讨,作为来访者的拥护者,为其灌注希望。从这些特点中我们提炼出了IPT治疗师的胜任特征:建立关系的基本态度、利他性、专业知识与技能、自我控制力、人际理解和洞察、自我觉察和弹性(见表1–3)。

表1–3 人际心理治疗特点及治疗师的胜任特征

人际心理治疗特点	胜任特征
治疗师的盟友关系及友好态度	建立关系的基本态度
作为来访者的拥护者,为其灌注希望	利他性
结合医学模式在治疗中进行应用	专业知识与技能

续表

人际心理治疗特点	胜任特征
明确的时效性与结构性	自我控制力
早期对个案进行问题领域的个案概念化	人际理解和洞察
建立人际关系清单、行为分析、沟通分析及角色扮演	
保持心理干预的简练	自我控制力
避免对移情的深入探讨	自我觉察
保持治疗行为和反射式倾听的平衡	自我控制力 弹性

建立关系的基本态度是指从治疗最初到结束,治疗师与来访者能够通过形成治疗同盟进行有效工作,IPT短程的特点更要求治疗师能够在较短时间内建立良好的关系;利他性代表的是治疗师过程从来访者的角度进行工作,以主动式、鼓励式、激发式的治疗倾向,在IPT的治疗过程中以积极的态度调动与促发来访者的转变;专业知识与技能要求治疗师在既往学习医学模式、医学知识的基础上,对来访者的症状进行医学层面的理解、宣教与互动,也包括对于心理学及其他知识的储备与应用;自我控制力指在对IPT的结构熟练掌握的前提之下,在面对不同的个案与具体情境时对整体治疗结构进行清晰把握,形成删繁去简、直指核心的治疗风格,并保持对于干预和倾听行为的平衡,这一部分同样需要治疗师对于弹性这一胜任特征的适度把握,包括对心理干预的动态把握、对非核心治疗要素的判断与处理及工作方式的选择;而这些操作的前提,则需要建立在治疗师有足够的自我觉察及人际理解和洞察之上,这一特征要求治疗师对于自身、对于人际互动有足够的敏锐度、理解力与沟通应变能力。这些特征组成了IPT治疗师的胜任特征,为IPT治疗师的有效工作提供了清晰的结构框架与可深入的方向。

(黄满丽,王政,徐福山,王中)

第二章

抑郁症的 IPT
操作方案

本章摘要

本章重点描述了IPT治疗三个阶段的结构框架和具体实施方案的简要流程,旨在让初学者能快速了解和掌握整个IPT治疗的结构。本章后半部分对IPT治疗涉及的两大核心问题,包括人际关系清单和四大问题领域分别做了独立介绍,便于治疗师实际操作。

Summary

This chapter focuses on the structural framework of three stages of IPT and the brief process of specific implementation scheme, aiming to enable beginners to quickly understand and master the structure of the standard IPT. The second half of this chapter introduces the two core issues involved in IPT, including the list of interpersonal relationships and the four major problem areas, which are convenient for therapists to operate.

第一节 抑郁症的IPT治疗结构

一、抑郁症的IPT治疗方案框架

IPT是一种高度结构化的、有时间限制的短程心理治疗方法,最初被开发并广泛用于抑郁症急性期的治疗。结构化就在于IPT的整个治疗过程分为初始、中期和终止三个阶段,有着固定的、可操作性的任务(见表2-1)。初始阶段主要帮助来访者认识人际关系对情绪的影响,将人际事件与情感体验联系起来;中期阶段主要帮助来访者付诸行动,用人际行动来改善自己的情绪和生活;终止阶段主要对治疗过程和所学技巧进行总结。在急性期治疗后,对于一些有残留症状的复发风险比较高的来访者,治疗师和来访者双方可以根据病情设立第四个阶段,即维持治疗阶段。该阶段重在预防抑郁症的复发。IPT的最佳治疗时间尚不明确,根据来访者具体情况可做8~20次不等的时间调适,通常为12~16次。然而,IPT特别强调在治疗开始时就定义好治疗的时限,即在规定的时间里进行每周一次的固定访谈,这种时限的压力有利于来访者和治疗师推进治疗的进程。

表2-1 抑郁症的IPT治疗方案大纲

阶段	主要任务
初始阶段	建立医患联盟,进行抑郁症状和治疗需求评估,确定人际关系清单,确定问题领域(聚焦点),将人际问题概念化,进行抑郁症心理教育,统一治疗目标
中期阶段	聚焦人际问题领域,构建社会支持,减轻或缓解抑郁症状,提高沟通技巧并改善人际关系
终止阶段	讨论终止治疗,总结治疗效果和收获,提醒复发可能,处理没有疗效的案例,评估是否需要维持治疗或更改治疗方案

二、抑郁症IPT治疗的简版流程

IPT治疗通常由12～16次访谈组成,每次访谈时间30～60分钟,每周1次,持续3～4个月。在治疗过程中可以根据具体情况稍作调整,尽管每次访谈通常以一周为间隔,受时间冲突等影响一般允许来访者在限定时间内完成,但总的访谈次数不变,也需要避免因治疗时间拖延而影响效果。抑郁症IPT治疗的简版流程见表2-2。

表2-2 抑郁症IPT治疗的简版流程(以12次为例)

访谈次数	流程
第一次	<ul><li>建立医患联盟:通过倾听、共情、开放式提问等方式建立医患联盟</li><li>病史资料采集:包括背景信息、回顾情绪发展过程等</li><li>情绪症状评估:评估安全性和自杀风险,确定是否合并药物治疗,排除IPT禁忌</li><li>心理健康教育:了解抑郁症,赋予病人角色</li><li>IPT介绍:介绍治疗流程、规则和注意事项以及保密、知情同意等事项</li><li>梳理人际关系:关注具有情感能量的内容,了解问题和压力源,将人际事件与疾病的时间表联系起来</li><li>提出问题领域:介绍和分析各问题领域与来访者困境的吻合度和意义,提出本次治疗的可能问题领域</li><li>总结</li></ul>
第二至三次	<ul><li>症状和治疗需求再评估:回顾1周来的情况,再次评估当下症状的严重度、风险和治疗需求</li><li>建立人际关系清单:帮助来访者澄清其的重要人际关系</li><li>确定本次治疗问题领域:与来访者详细讨论和确定本次治疗的问题领域</li><li>明确的人际问题概念化:确定重要人际事件和本次抑郁发病的关系</li><li>心理健康教育:灌注希望、认识抑郁症的可治疗性,探讨病人角色的责任和可利用资源</li><li>讨论治疗目标:减轻或缓解情绪症状,改善人际关系等社会功能,要求可量化、易达成</li><li>总结</li></ul>

访谈次数	流程
第四至五次	● 每周症状评估：评估目前症状的严重度、自杀风险和安全性等 ● 回顾上周的情绪状况和人际事件：将情感与人际经验联系起来，做出积极反馈或共情 ● 关注情感：帮助来访者承认和接受情感，鼓励其释放负性情感，从交流中提取情感，使用情感来识别和改变人际问题，促进有效沟通 ● 沟通分析：通过回顾人际事件的语言和非语言信息，分析人际沟通中双方一致和冲突的部分，辨别表达方式、情感体验和行为不一致的方面 ● 挖掘和动员支持：通过"谁"的问题来思考或探索可以直接或间接调动的心理社会支持和活动 ● 总结
第六至七次	● 每周症状评估：评估目前症状的严重度、自杀风险和安全性等 ● 回顾上周的情绪状况和人际事件：将情感与人际经验联系起来，对所做的变化作积极反馈，对挫折予以共情和解释，调节治疗进程 ● 关注情感：帮助来访者承认和接受情感，从交流中提取情感，使用情感来识别和改变人际问题，促进有效沟通 ● 形成选项：探讨可能的期待和可替代的方法，鼓励来访者学会改变、调整期望值、争取新的社会支持、掌握新的技能 ● 总结
第八至九次	● 每周症状评估：评估目前症状的严重度、自杀风险和安全性 ● 回顾上周的情绪状况和人际事件：将情感与人际经验联系起来，对所做的变化作积极反馈，对挫折予以共情和解释，调节治疗进程 ● 决策分析：根据期待形成问题选项，产生可能的解决方案，分析各方案的利弊 ● 总结

续表

访谈次数	流程
第十次	<ul><li>每周症状评估:评估目前症状的严重度、自杀风险和安全性</li><li>回顾上周的情绪状况和人际事件:将情感与人际经验联系起来,对挫折予以共情和解释,调节治疗进程</li><li>角色扮演:通过扮演生活中想发展关系的对方角色、模拟与逝者的想象对话等让来访者体会感受,治疗师可做出评论和指导</li><li>强化巩固:重复之前的决策分析、角色扮演等方法,审查该问题领域存在的问题,分析来访者目前各种困难的等级,鼓励来访者逐级恢复以往的人际活动,学习新的技能</li><li>总结</li></ul>
第十一次	<ul><li>目前症状评估</li><li>讨论终止治疗</li><li>回顾整个治疗经历、治疗效果和收获</li><li>确定未解决的问题</li></ul>
第十二次	<ul><li>明确地讨论终止治疗</li><li>回顾、总结收获和不足</li><li>制订针对复发的应急计划</li><li>评估是否需要维持治疗或更改治疗方案</li></ul>

（一）初始阶段

初始阶段包括1～3次访谈。在该阶段,治疗师通过询问和倾听来完成收集病史、评估症状的严重度和用药、建立医患联盟、介绍IPT治疗流程和时限、赋予病人角色、建立人际关系清单、确定可聚焦的人际问题领域、将人际问题概念化等步骤,其中人际关系清单和人际问题领域的确定是初始阶段的核心,本书将在本章第二节和第三节对这两部分内容做进一步描述。初始阶段的目标是为后续的治疗打好基础,这意味着要建立一个互相尊重、有专业界限、富有同理心的、安全的咨访关系,双方对治疗的目标和任务一定要达成一致。

（二）中期阶段

中期阶段是治疗的关键阶段，包括5～10次访谈。治疗师针对初期阶段双方选定的一个人际问题领域，利用多种策略和技巧开展治疗工作，通过加强社会支持、减轻人际压力、促进情绪处理和提高人际技能四个方面来帮助来访者减轻或缓解抑郁症状，解决人际问题，改善社会功能。IPT治疗围绕着来访者生活中的一个中心人际问题或一个正在扰乱社会支持、增加人际压力的当前危机或关系困境展开工作。

每次访谈开始时，治疗师通过询问"自从上次见面后你过得怎么样"来对上周进行回顾，并将人际事件和情绪及抑郁症状相联系。针对选定的问题领域以及不同人际事件，利用沟通分析、形成选项、决策分析、角色扮演等策略引导来访者对事件进行分析和演练，推动来访者在现实生活中实践。在中期治疗阶段，除了通用的治疗策略，各问题领域有各自特有的目标和策略（见表2-3），有关问题领域治疗及相关策略的详细信息详见本书第三至六章。

（三）终止阶段

终止阶段包括1～3次访谈。治疗师需要明确指出治疗结束，检查治疗效果，并做好来访者因治疗结束出现情绪反应的准备。在此期间，治疗师和来访者对治疗过程进行回顾，总结治疗中的收获（如取得的成功和学会的人际交往技巧），确定未解决的问题，并就抑郁症的复发和来访者讨论应对策略。所有访谈结束后，部分来访者可能已达到症状缓解的效果，能逐渐回归正常生活；而部分来访者可能存在高复发风险或疗效不明显，需要继续治疗或更改治疗方案（包括药物和心理治疗）。有关维持治疗和更改治疗方案的具体操作信息详见本书第七章。

表2-3 抑郁症的IPT各问题领域在中期阶段的治疗框架

问题领域	评估分析	治疗目标	策略
悲伤反应或复杂的哀痛	● 把抑郁症状和重要人物死亡联系起来 ● 重建来访者和逝者的关系 ● 详细讨论逝者、死亡及关系 ● 挖掘新的活动和社会关系	● 促进哀悼：详细探讨重要人物去世的情形 ● 鼓励来访者谈论与逝者的关系细节 ● 描述在死亡之前、期间和之后发生的事件的顺序和后果 ● 重建兴趣和关系	● 提供有关悲伤和抑郁的教育 ● 通过让来访者经历真实的丧失感受而促进倾泻，通过详细讨论逝者、死亡及关系来释放情绪 ● 发掘新的活动或社会关系来替代失去的一切，以提供生活的希望和方向
角色冲突	● 把抑郁症状和来访者与人之间明显的或隐性的冲突联系起来 ● 划分冲突阶段 ● 理解不同角色期待与冲突的关联性	● 帮助来访者认识不同的意见，选择一项行动计划，通过调整沟通方式或期望来解决双方意见的不同 ● 识别争端 ● 选择行动计划 ● 调整期望或错误的沟通方式以实现令人满意的解决方案	● 识别角色冲突阶段，分析来访者在人际交往中的感受 ● 确认抑郁症状并使它们合理化 ● 探索可能的选择 ● 修正期望值，通过角色扮演来改善沟通技巧

续表

问题领域	评估分析	治疗目标	策略
角色转换	● 放弃旧角色 ● 哀悼旧角色 ● 学习新技巧,探索变化带来的成长机会 ● 发掘新的人际关系和支持系统 ● 正视新角色好的方面	● 帮助哀痛过程,接纳旧角色的失去 ● 帮助来访者积极接受新角色 ● 帮助来访者恢复自尊	● 鼓励来访者详细描述发生的改变和带来的困扰 ● 将抑郁症状与应对近期生活变化的困难联系起来 ● 审视新的社会角色或生活变化后的积极和消极方面 ● 鼓励建立新角色所要求的支持体系和新技能 ● 如果觉得转换找不到明显的益处,则可以讨论适应这一新角色时有困难的地方
人际缺陷	● 回顾过去的重要人际关系 ● 探索这些人际关系中的优、缺点和主要障碍 ● 讨论来访者关于目前的人际关系的正、负面感受 ● 培养交往技巧,减少社会隔离	● 减少来访者的社交孤立、社会隔离 ● 鼓励建立新的人际关系	● 回顾抑郁症状 ● 将抑郁症状与社会孤立或不足联系起来 ● 回顾过去重要的关系,包括消极的和积极的方面 ● 探索关系中的重复模式 ● 讨论来访者对治疗师的积极和消极感受,并在其他关系中寻找相似之处

第二节　人际关系清单

在IPT的初始阶段,治疗师通过倾听、共情等通用的心理治疗技术与来访者建立良好的治疗联盟,并完成人际心理治疗一系列的特定任务。IPT的核心是把情绪与人际事件联系起来,两者互相作用以达到改善情绪等目的,而人际事件的主体就是来访者身边重要的人物,因此建立来访者的人际关系清单是IPT治疗初始阶段的一项重要任务。

一、建立人际关系清单的目的

顾名思义,人际关系清单就是通过系统回顾来访者目前和既往的人际关系,对来访者的各种人际关系进行梳理,并用结构化的模式给呈现出来。其目的在于详细了解来访者目前家庭和社会中的人际关系背景,便于分析来访者的支持系统,也可以探查来访者当下面临的问题或压力的来源。人际关系清单是分析抑郁症案例的前提,有利于确定治疗的问题领域,也为中期的治疗打下基础。通常,治疗师需要花半次至一次访谈的时间来完成人际关系清单。

二、人际关系清单的结构

人际关系清单一般用人际关系圈来表示(如图2-1)。图中最中心的是来访者本人,从里往外的三层圈分别代表亲密关系、中等关系和一般关系。在访谈过程中,治疗师需引导来访者把与他相关的人物放在相应的位置,并说明理由,这可以让治疗师全面了解每一个重要人物,从而来详细了解来访者的人际关系背景以及与情绪的关系。当回顾这些主要关系时,治疗师需特别注意来访者的情绪和非语言表达,在此过程中可以发现来访者有哪些有益或有害的互动模式、不合理的期待等。但治疗师在该阶段的举动应以观察为主,不做评判。来访者呈现在人际关系圈中的人数有多有少,对于呈现得少的来访者要适当多给予一些时间思考,避

免将整个访谈集中在对于一个或少数几个人的讨论上,也可以用以下问题引导来
访者:

"谁是你生命中重要的人?"

"谁和你生活在一起?"

"谁和你联系得最多?"

"你比较相信谁?"

"你会向谁求助?"

"谁会来找你?"

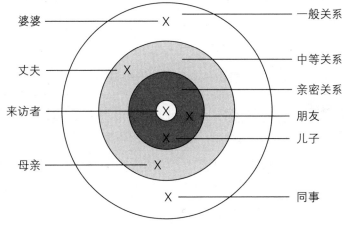

图2-1 人际关系清单范例

第三节　人际问题领域分类

在IPT的初始阶段,治疗师评估了来访者的情绪并梳理好来访者的各种人际关系,接下来的任务就是要将当前的抑郁情绪与人际事件联系起来,从而确定与当前抑郁有关的可聚焦的人际问题领域,设定合理的治疗目标。根据常见人际关系问题的特点,IPT通常把人际问题领域归为四大类,分别为:悲伤反应或复杂的哀痛(grief or complicated bereavement)、角色冲突(interpersonal disputes)、角色转换(role transitions)、人际缺陷(interpersonal deficits)(见表2-4)。理想状态下,最好能够在疗程内解决问题,但是也有可能会超过这个时限。

表2-4　人际问题领域

人际问题领域	相关生活事件
悲伤反应或复杂的哀痛	配偶去世、亲人去世、亲密好友去世、孩子去世、宠物去世等
角色冲突	婚姻关系冲突、亲子关系冲突、同事关系冲突等,以及角色转换带来的人际关系冲突
角色转换	更换工作、孩子出生、家庭地理位置变化、退休、离婚等
人际缺陷	通常是指社会隔离,没有特定的生活事件,如无法结交朋友、无法和人长久深入交往等

一、悲伤反应或复杂的哀痛

如果来访者的抑郁症状最初是和亲人的死亡密切相关的,尤其当来访者陷入此种情绪中自己无法处理或者无法面对的时候,那么IPT治疗师应该考虑将悲伤反应作为IPT治疗的问题领域。DSM-5对悲伤反应的定义有三种:延长悲伤障碍、持续复杂的悲痛反应、复杂的悲伤,另外又增加了创伤性悲伤。IPT的界定是,即便来访者未达到抑郁症的诊断标准,只要来访者出现缺乏支持、痛苦万分地主动寻求帮助等情况,那么就可以进入IPT的干预流程。

失去亲密人物,会在很大程度上影响我们的情绪和情感。这些人物可以是伴侣、父母、子女、亲近的朋友甚至宠物等。在IPT里,悲伤是指亲密人物死亡引起的复杂的悲痛,那些非死亡性的丧失则被归为角色转换。悲伤反应或复杂的哀痛的常见症状有:来访者对逝者的姓名或者相关的事宜讳莫如深,回避参加葬礼或者拒绝去墓地,努力保持逝者生前的生活环境,缺乏家庭和社会支持,等等。

面对有悲伤反应的来访者,我们需要首先让来访者明确,复杂的悲伤反应是可以治疗并且是应该接受治疗的。我们需要让来访者理解,处理悲伤反应并不代表不尊重逝者。在IPT的治疗过程中,悲伤反应的治疗目标一般是促进哀悼(宣泄)、重建兴趣和关系。具体的操作过程为:①提供悲伤反应相关的心理科普教育;②通过详细地和来访者讨论与逝者有关的话题、引导来访者表达真实的丧亲感受来促进情绪宣泄;③在来访者现在的生活中发掘新的社会关系和有意思的活动,促进新的生活希望的探索以及新的活动方向的建立。

在采集病史阶段,我们需要帮助来访者回忆近期是否有丧亲事件发生,并且在人际关系分析中,试图探讨丧亲事件对于来访者整个人际关系或者情绪状态的影响程度。有悲伤反应的来访者通常在讨论这部分话题时会遇到一些困难,尤其当涉及过去生活和交往的细节时,他也许会体验到难以承受的痛苦。我们需要提供足够的支持和宽松的环境,鼓励来访者去回忆那些相关的生活细节,甚至是熟悉的环境等。这样做的目的,一方面可以帮助我们采集更多的信息,另一方面,也能够促使来访者释放一部分的悲伤情绪。一部分来访者在追忆过往的时候,可能会产生非常强烈的情感体验,而这些体验正是来访者所回避或者害怕的。IPT治疗师需要充分鼓励来访者不要回避这些情感体验,尽可能地在治疗师的陪伴下体验这种压力,承受这些情绪。我们需要鼓励来访者,如果他们愿意体验或者承受,他们将会发现,这种压力虽然非常沉重,但是并不会真的像他们想象的那么可怕,一旦他们开始面对甚至接受,那么这些痛苦的体验和情绪将会逐渐减轻甚至消失。在这个过程中,我们需要注意的是,IPT治疗师通常要将来访者的痛苦体验归因于抑郁症,即让来访者明白这是抑郁症给他们带来的症状。

部分来访者会因为丧亲感到自己在人际关系甚至是社会生活方面发生了一些变化，治疗师需要注意到这一点并在来访者完成丧亲的情绪宣泄后，鼓励来访者尝试探索新的人际关系和活动。但是经历过丧亲的来访者可能会在建立新关系时害怕再次被抛弃，IPT治疗师需要鼓励来访者去冒险、去尝试。治疗的终结并非让来访者结束哀悼或者悲伤，而是让哀悼或者悲伤变得更加容易接受，或者变得更加自然。治疗过程中我们常用的技术有沟通分析、决策分析以及角色扮演等。

二、角色冲突

IPT对角色冲突的定义是：来访者与来访者生命中的一个重要人物对相互之间的关系有不同的期待，从而导致抑郁或斗争。这种斗争可以是开放的，也可以是隐蔽的。人际关系并非总是一帆风顺的，在很多人际关系中是需要妥协的。在良性的人际关系中，关系的双方清楚彼此的需求和责任，如果达成双方满意的共识，那么人际关系会变得和谐、融洽、相互尊重、平等。但是如果这个环节出现了一些问题，那么就会引起人际关系问题，有可能引发抑郁症状或者抑郁症。在一段关系中，如果双方僵持不下，并且无法通过沟通协调来改善关系，那么一般就会引起角色冲突。在IPT中，可以将这一类来访者的问题领域归为角色冲突。

角色冲突一般有几个不同的阶段，包括再协商阶段、僵持阶段、关系破裂阶段。

（一）再协商阶段

处于这个阶段的双方一般还在就问题进行积极的处理。有部分来访者可能只是因为社交技巧不足以合理处理问题，那么我们需要鼓励来访者进行合理表达，使用角色扮演技术来引导来访者学习更多技巧进行沟通。

（二）僵持阶段

当人际关系的双方停止讨论，那么通常就意味着开始进入僵持阶段。这个阶段可能会出现压抑、厌恶及绝望感等情绪，双方采用消极的"沉默"来应对问题。对于处于这个阶段的角色冲突，IPT治疗师则更倾向于澄清问题或者矛盾所在。

待问题或矛盾得以呈现以后，我们才有机会寻求更积极有效的处理方法。

（三）关系破裂阶段

对于这个阶段的角色冲突，也许关系的结束才是解决问题的第一选择。一旦关系破裂，就会引起角色的转变，到这个时候，我们又需要去处理角色转变的问题，譬如帮助来访者学会接纳关系破裂的事实，接纳关系破裂以后的生活。但是在现实生活中，也许很多关系是无法完全结束的，或者我们迫于种种原因无法结束某种关系，那我们要做的就是，试着将关系给来访者带来的痛苦体验减到最低。

当角色冲突不可避免地发生了，我们应当如何管理角色冲突呢？IPT治疗师在帮助来访者识别他们处于的角色冲突阶段以后，首先需要帮助来访者了解自己在这份人际关系中真正需要的是什么，以及自己可能不需要什么。患抑郁症或者有抑郁症状的来访者，通常会更强调或者更倾向于去体会别人的感受，他们对于自己的需求或者欲望通常是不愿意表达或者是压抑的。所以，我们首先要让来访者了解到，表达真实的需求和想法并不需要羞愧或者自责，这是一种合理的表达和正常的反应。然后，鼓励来访者表达自己的需求或者欲望，并且尝试让来访者去了解人际关系中对方的需求或者欲望。当双方的需求都明朗化以后，其实问题往往就变得容易处理了。即便问题可能仍然是棘手的，但是我们也能有更多的机会去寻求问题的解决方法。

IPT治疗的时间限制在角色冲突的解决当中会起到一定的推动作用。我们需要鼓励来访者去尝试、去冒险，在人际关系中去倾听对方的声音，了解对方的需求，从而重新将问题呈现出来，用过去的经验或者新学会的技巧和策略去处理角色冲突。

三、角色转换

IPT治疗中角色转换的范畴比较广泛，除了悲伤反应及角色冲突以外的大部分情况都可归为此类。一般认为生活发生变化以后，个体的情绪、人际关系、生活策略会受到影响，如果个体在应对过程中出现困难，就容易引发抑郁症状。这种生活变化包括升学、婚姻的开始或者结束、升迁、退休、罹患重大疾病、经济状况变化等。任何的生活变化在普世价值下不管是好的或者不好的，都有可能引发情绪问题。因为变化就意味着我们要对过去的习惯发生一些适应性的转变，当个体无法适应新的环境或者新的角色时，角色转换的问题就出现了。

在发生角色转换的来访者身上，我们需要去了解这个转变对于来访者而言意味着什么，在这个转变中来访者失去了什么、得到了什么，当他们面临新的情境时需要付出什么，而和这个转变有关的其他人对来访者的新角色有什么期待，来访者是否能够满足自己以及这些人的期待。来访者遭遇的情境或者问题会引起抑郁症状的出现，抑郁的症状又会进一步导致来访者用更消极的眼光看待问题，用更消极的方式处理问题。尤其是当这种角色转换并非来访者所期待的时候，这种转换甚至可能成为来访者的一种创伤性的体验。在他们眼中，未来是可怕的、不可控的、痛苦的。对于面对这些问题的来访者，IPT治疗师需要帮助他们重新认识过去的角色和新角色，澄清新角色所带来的痛苦和困难，同时也要去发现新角色可能带来的潜在优势。这个过程主要分为两个步骤：

（一）详细评估分析

明确来访者是否确实没有能力应对眼下的角色转变，详细询问来访者应对变化时的感受、情绪状态等，近期的变化如何影响了他们，给他们造成了哪些人际关系上的扰动。评估旧角色的哪些方面确实是值得怀念或者对来访者而言是有益的，评估新的角色存在哪些问题和困难，会给来访者的人际关系带来怎样的扰动和机会。

（二）制订策略和目标

主要涉及五个策略：放弃旧的角色；哀悼旧的角色，将情绪尽可能地表达出来；学习新技巧，应对新角色，并且探索新角色给自己带来的成长机会；发掘新的人际关系和支持团体；正视新角色的优点。

首先对旧角色和新角色进行评估，并且讨论变化前的生活，客观分析旧角色值得留恋的地方和不理想的地方，同时也要正视新角色的正反两面。当然，对于来访者而言，正视每个角色的客观视角是不容易建立的。我们需要给来访者一定的机会去重新分享过去角色中的种种，以完成对过去生活的哀悼和告别。在经历过哀悼和告别以后，我们再重新帮助来访者用新的情绪，去重新审视新角色给生活带来的变化。

抑郁症状通常会让来访者面临更消极的状态，治疗师需要帮助来访者重新正确认识自己管理角色转变的能力，让来访者意识到那些影响自己适应新角色的情绪反应或者认知偏差，从而帮助来访者以更加积极的状态去完成角色的过渡。

四、人际缺陷

在IPT治疗当中，如果来访者未曾面临急性的生活事件（如丧失、角色冲突、角色转换等），那么我们就需要考虑人际缺陷。也就是说，只有在上文提到的三个领域内未曾发现合适的问题领域，这个来访者的问题才会归于人际缺陷。IPT在处理这一类来访者时的疗效并不理想，因为他们缺乏一定的社会支持，通常表现出社交技能不足等问题。而且，有人际缺陷的来访者可能无法维持良好的治疗联盟，因为他们本身的人际缺陷在治疗中也会起到一定的影响。在IPT治疗中，一旦发现有任何急性的事件曾经发生过，就可以将来访者归于其他三类问题领域，因此我们一定要优先将他们归类于其他三类问题领域。

这一类来访者可能会有这样的一些特征：无法与人亲近，或者缺乏朋友甚至从未有过亲密的关系；人际关系保持在一定的数量，能够维持表面的关系，但是关系质量差，无法从关系中获得满足感；存在慢性抑郁或者心境障碍，由于长期的病症导致人际关系困难；存在社交障碍。

在这个问题领域，IPT的治疗目标一般是适度扩大社交功能，建立一定的社会支持。我们要做的并不是去完全改变来访者。在治疗中，可以利用治疗性的关系来帮助来访者理解人际关系，发掘其人际关系中存在的问题，并且探索练习如何建立新的人际关系。需要注意的是，在IPT中不解释移情，但是我们可以利用移情来帮助这一类来访者。同时也要强调治疗的时限性，让来访者意识到这仅仅是一个治疗形式下的过渡关系，激发他们改变的动力。

在处理这一类问题时，我们首先要帮助来访者回顾过去重要的人际关系（不管是正面的还是负面的人际关系），并且分析这些人际关系中存在的问题，以及来访者在这些人际关系中的主要障碍，此后再将话题引向当下的人际关系中的感受，也可以讨论治疗关系。由于这一类来访者在人际关系中是明确存在困境的，所以我们需要帮助来访者学习一些新的人际关系技巧，这个时候可以运用角色扮演等技术。同时，我们也可以引导来访者将自己在人际关系中面临的问题和困难罗列下来，讨论合适的解决办法。在治疗过程中需要注意，不要刻意或者明确地布置家庭作业，因为一旦来访者未能完成，他们对自己的看法会受到影响，甚至治疗可能中断。这一类来访者通常需要多次角色扮演，之后才有可能尝试进行真正的社交，所以对于他们而言，建立社交自信是非常困难的。需要注意的是，我们尽可能不要用"人格障碍"去描述或者定义他们，因为他们的状况可能会随着抑郁症状的缓解而有所好转，改善沟通技巧对于他们而言是非常重要的。

　　人际关系问题领域会贯穿整个治疗周期。问题领域的选择和确定，对于整个治疗过程都有着非常重要的影响，故而在治疗中一定要根据治疗指南，慎重选择问题领域，以确保治疗的开展和进展。初始阶段确定问题领域时治疗师需要和来访者充分讨论，确定问题领域和治疗目标，要求选取合理、可行的问题领域。在整个中期阶段，治疗师和来访者就要聚焦于这一问题领域，利用相应的策略和方法来帮助来访者达到初定的目标，不可在同一治疗周期中不断转换问题领域。悲伤反应的目标是帮助来访者面对哀伤过程，利用相应的策略帮助他们重新培养兴趣和建立关系；角色冲突的目标是帮助来访者识别冲突，探索可能性，选择行动计划，寻找满意的解决方案；针对面临角色转换的来访者，哀悼和接受失去的旧角色是很重要的目标，同时需要利用策略帮助来访者积极接受新角色，恢复自尊；对于人际关系缺陷来访者的治疗，目标则是降低来访者的社会隔离程度，鼓励来访者建立新的人际关系。

（陈巧珍，胡婵婵）

第三章

悲伤反应或复杂的哀痛的 IPT 治疗

本章摘要

本章先介绍了什么是复杂哀痛,包括复杂哀痛的症状、相关因素以及使用IPT的证据,接着又介绍了一个IPT案例。案例中的来访者是一个一年前丈夫患肺癌去世的70岁女士。在药物治疗的同时,这位女士也接受了11周的IPT治疗。在这一章中,我们通过案例介绍了IPT的初始阶段,包括建立人际关系清单、进行个案概念化、与来访者一起选择人际问题领域、赋予病人角色以及设立治疗目标。再用案例来说明中期阶段的治疗,包含两个针对哀伤的特殊任务:帮助哀悼和增加社会支持。本章也讨论了同理心和反应式倾听对治疗哀痛和丧失的重要性,中国文化中与哀痛有关的特殊议题,以及相应的IPT技巧。最后,我们以此案例呈现了IPT的终止阶段,讨论了如何处理分离。在本章结尾部分,我们对处理哀痛和丧失的IPT的主要任务进行了总结。

Summary

This chapter starts with an introduction about complicated grief. It explains the symptoms of complicated grief, its associating factors, and the evidence for IPT use. The chapter continues with a case illustration of IPT. The case is a 70-year-old woman whose husband died one year ago because of lung cancer. She underwent 11 weeks of IPT, combined with antidepressant. This chapter explains the initial phase of IPT, including building an interpersonal inventory, developing the interpersonal formulation, choosing an interpersonal focus together with the patient, giving the patient a sick role, and establishing treatment goals. This chapter continues using the case to illustrate the middle phase of the therapy, including the two specific tasks for grief – one is facilitate mourning, the other is increase social support. It also discusses the importance of empathy and reflective listening in treating clients with grief and loss, the cultural-specific issues of grief in the Chinese culture and relevant IPT-specific techniques. Finally the chapter presents the final sessions of the IPT, with discussion about how to handle separation as treatment ends. This chapter ends with a summary of the major tasks in an IPT for grief and loss.

"我的丈夫英年早逝,女儿是我一手带大的。女儿车祸过世后,我已经觉得生无可恋了。"

"以前我跟妈妈的关系最好,但自从她病逝后,我觉得自己很讨厌她。"

"自从太太因乳腺癌离开后,我整天躲在家里,没精打采,连回到工作岗位的心情也没有。"

"丈夫已经过世十年了,但我还是想着老天爷有多不公平！世上是没有真正幸福的！"

以上都是在心理治疗初期,来访者的自我描述。他们都是因为亲人过世,产生了悲伤反应或复杂的哀痛。悲伤反应是人们面对亲人或挚友丧失时的正常反应。一个人处于悲伤反应中时,可能会感到情绪低落、失眠、食欲不振、心情麻木、自责、对身边的事物失去兴趣,甚至感到愤怒。随着时间的流逝,悲伤的情绪会慢慢减少,而在世者亦会逐渐康复,重新投入正常生活。但这当中有一部分人的抑郁的情绪会持续存在,甚至会影响日常生活及工作能力。对这些人来说,时间并不能治好丧失亲人或挚友的伤痛。那就是复杂的哀痛。研究显示,每100个丧失亲人或挚友的案例中,便会有6～7个会发展成复杂的哀痛(Kersting et al., 2011)。有些研究甚至显示,复杂的哀痛可以维持超过10年的时间而没有减退(Fujisawa et al., 2010)。

复杂的哀痛的症状包括:极度悲哀、自责、极度思念着逝者,甚至想到通过自杀来跟逝者团聚,经常想到逝者离世的情节,经常感到孤单,觉得失去逝者后生命变得没有意义,长期处于孤独的情绪中并且难以信任他人(Shear et al., 2011)。在复杂的哀痛的案例中,约有55%的人会同时患有抑郁症(Simon et al., 2007)。抑郁症的症状包括:超过两周持续情绪低落、产生负面思想、有自杀念头、失眠、食欲不振、体重下降、注意力集中能力下降、失去动力、疲倦、对身边的事物失去兴趣等。

严重的甚至会有幻听和幻觉(DSM-5)。复杂的哀痛如果持续下去,会降低生活质量(Boelen et al., 2007),甚至增加患心血管病和癌症的风险(Hart et al., 2007)。所以,复杂的哀痛需要有效的治疗,以减轻其对来访者的伤害。

　　不同的因素会影响患上复杂的哀痛的风险,包括以往丧亲的经历、情绪障碍的经历、创伤经历、依恋类型、跟逝者的关系、对逝者的依赖程度、逝者在暴力中离世、离世的过程、离世的心理准备和社会支持等(Lobb et al., 2010)。人际心理治疗(IPT)是在依恋理论和社会学习论的基础上创建的,并运用社会支持以达到治疗抑郁情绪的效果,所以IPT很适合用来治疗复杂的哀痛。研究显示,IPT加上抗抑郁药物,比只用抗抑郁药物能更有效地医治丧亲引发的抑郁症。在一项研究中,去甲替林加上IPT,可达到69%的缓解率,而去甲替林只有56%的缓解率,IPT加上安慰剂则只有29%的缓解率(Reynolds et al., 1999)。

　　在这一章中,我们将会讨论到IPT在悲伤反应或复杂的哀痛中的应用。当中的案例,并不是真实个案,而是由多个真实个案改编拼合而成的。

案例介绍

　　C女士今年70岁,在上海出生,20世纪70年代初期跟丈夫一起来到香港定居,育有一女,女儿已经长大成人,并有自己的家庭。C女士的丈夫1年前因肺癌去世。自从丈夫去世后,C女士一直闷闷不乐,情绪抑郁。她在精神科门诊时被诊断患有抑郁症,医生给予了抗抑郁药。服药后她的睡眠质量和胃口都有改善,可是抑郁情绪并没有显著减少。她常常想到丈夫临终前在医院里的状况,并责怪自己没有好好照顾丈夫。由于药物治疗没有令她完全康复,医师决定让她进行心理治疗,同时继续给予原本的抗抑郁药物。

第一节 初始阶段

在 IPT 的初始阶段,主要任务是评估来访者的情况和制订治疗方针。治疗师在 1～3 次的访谈内,详细评估来访者的病史,建立人际关系清单,将人际问题概念化,并且选择 IPT 的聚焦点。评估病史包括详细了解来访者的抑郁症病史,包括患病时间、成因、病症、家族史、个人史、成长背景、性格等,跟一般精神科会诊无异。在评估的过程中,建议采用抑郁评估量表,包括来访者健康问卷抑郁量表(PHQ-9)(Spitzer et al., 1999)和汉密尔顿抑郁量表(HAMD)(Hamilton, 1960)。PHQ-9 可以在每一次会见治疗师前由来访者自己填写,而 HAMD 则建议由治疗师在初始阶段、中期阶段及终止治疗时替来访者做出评估。由于 IPT 是一种循序渐进式的治疗,来访者可能未能及时察觉病情的进度,从而对治疗失去耐性,运用评估量表可帮助治疗师有效向来访者反映治疗成效。在治疗中期阶段,治疗师可以通过跟来访者分析评估量表的进度,反映改善人际关系对抑郁情绪的改善成效,从而鼓励来访者处理人际冲突和加强社会支持。

一般来说,评估来访者的病史,可以在第一次访谈内完成。如果治疗师同时是来访者的医师,已经掌握了来访者的详细病史,那就更可以略过评估病史这部分,直接用一次访视的一半访谈时间用 HAMD 进行抑郁程度评估,另外的时间用来与来访者建立人际关系清单。

虽然 IPT 初始阶段的主要任务是做评估工作,但切记避免机械化。治疗师需要在治疗过程中让来访者体会到正常的人际互动是怎样的。尤其是在治疗悲伤反应或复杂的哀痛的过程中,治疗师对来访者的情绪变化要有敏感性,避免机械式资料搜集,而是需要回应来访者在倾谈中表达出的感受。

一、第一次心理治疗

C 女士按照约定时间,来到心理治疗室。在候诊室等候时,她先填写了 PHQ-9,

分数为15分,代表中度抑郁。在治疗室内,治疗师察觉到C女士面容憔悴,满面愁容。

治疗师首先向C女士讲解治疗的模式和时间,包括每周会面一次,每次约45分钟,整个疗程为10~12次,而在治疗过程中如果来访者或治疗师因事需要更改时间,可以提前通知。心理治疗容易给人"神秘莫测"的感觉,所以在开始时先说明治疗模式和时间,可以促进来访者和治疗师之间的合作;加上抑郁症来访者比较难说出自己的要求,所以清晰阐述治疗方针,可以使来访者更好地配合治疗。治疗师在第一次访谈时,简单向C女士说明人际心理治疗的目的是希望帮她过渡丧亲的哀痛,并通过巩固亲人和朋友的关系,达到改善抑郁情绪的效果,而心理治疗和药物治疗是同时进行、相辅相成的。

简单讲解完毕后,治疗师便用开放式问题,让C女士讲出自己的抑郁经历。

治疗师:"C女士,我知道丈夫去世,对你的情绪有很大影响。你可否谈一下这段时间的经历?"

C女士讲述丈夫当时已经80多岁,患上肺癌,癌细胞已扩散到体内多个地方。她的丈夫是一位音乐家,热衷于教授小提琴和乐理。虽然他患上了肺癌,但在靶向治疗下精神尚可,到晚期还能走动自如,继续教授学生,所以C女士预计不到她丈夫会突然离去。在丈夫过世的前一周,他因肺炎要留院治疗。他留院后情况急转直下,并发现有胸腔积液。在她丈夫临终前一日,医师建议进行一个小手术,抽取胸腔积液。她同意了医师的建议,但在抽出积液后一天,她的丈夫却突然离世。在丈夫离世那一刻,C女士悲痛不已,不过很快伤痛的情绪便转变成持续抑郁。

她经常怪罪自己做了一个错误的决定,并认定抽取胸腔积液是一个医疗失误。在往后一年,她经常想到丈夫临终时的情况,并怀疑如果自己拒绝医师的建议,丈夫也许能够继续活下去。自从丈夫过世后,她开始感到持续抑郁、疲倦、失眠及食欲不振。她发觉自己变得孤僻,认为没有了丈夫,生命变得没有意义。不过她没有自杀念头。她尝试跟女儿说出心里的怀疑,问她是否认为医院有失误。女儿最初会说一些安慰的话,但久而久之,女儿开始觉得厌烦,便劝她不要多想。

女儿的反应,令她更想封闭自己,情绪变得更差。医师给她开了抗抑郁药物:舍曲林(50毫克/天)。她服药后睡眠和胃口有明显改善,但抑郁情绪、自责、怀疑和生无可恋的感觉并没有改善,跟女儿的关系也没有进步。

治疗师在第一次评估中,运用HAMD-17来评估C女士的抑郁程度,分数为18分,相当于中度抑郁。

二、第二次心理治疗

在第二次心理治疗时,治疗师询问了C女士的成长历史。在访谈过程中,治疗师特别注意了来访者的依恋关系(Bowlby, 1969)。依恋关系会影响人际沟通,甚至影响来访者与治疗师的互动。了解来访者的依恋关系,对制订治疗方针有着重要的影响。例如,面对缺乏安全感的来访者,治疗师在治疗过程中需要给予更多的支持和鼓励;如果来访者属于安全依恋型,一般会更容易跟其他人建立关系。

治疗师除了邀请来访者讲述自己的成长背景和经历外,亦可以用以下问题了解来访者的背景对人际关系模式和依恋类型的影响:

"你年幼时跟父母的关系是怎样的?"

"你跟兄弟姊妹的关系是怎样的?"

"父母是否会鼓励你说出内心感受?"

"如果做得好父母会有什么反应?"

"如果犯错父母会怎样责备?"

"你在小学时,跟同学的关系怎样? 中学时又怎样?"

"你容易交朋友吗? 你跟异性的关系是怎样的?"

"你容易信任人吗?"

"你相信自己是一个有能力的人吗?"

IPT是一种聚焦于当下的心理治疗,所以除了在评估过程中询问到成长背景外,在治疗过程中不会讨论成长经历。

C女士出生于一个贫穷家庭,有四个兄长,年纪都比她大很多,所以跟她的关系都很疏离。由于她家境贫穷,父母从小就将她送到歌舞团学艺。她在歌舞团学习舞蹈,并要长期随团离开上海,到不同城市演出。她自小对父母的印象模糊,而歌舞团是她唯一的生活圈子。由于她在歌舞团年纪最小,所以很依赖年纪大的团友的照顾,以致从小就养成依赖他人的性格。她缺乏自信心,虽然从小就在群体中生活,但她常常觉得自己比不上他人,所以在交朋友时往往会却步。她在20岁那年,认识了她的初恋情人,就是后来的丈夫。那时丈夫刚刚加入歌舞团当小提琴手,她很仰慕丈夫,很快就和他交往并结婚了。后来他们辗转来到香港定居,过着小康生活,并育有一女。丈夫离世,她失去了一个相处了半个世纪的老伴,感到非常悲哀。

　　治疗师用了访视中一半访谈时间,简单了解了C女士的成长背景和她跟丈夫的关系,接着便与C女士建立了人际关系清单(见图3-1)。

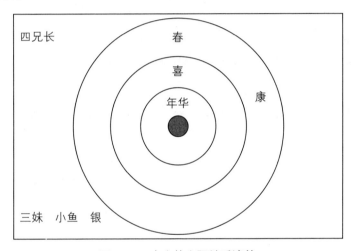

图3-1　C女士的人际关系清单

　　建立人际关系清单的目的,主要是要了解来访者的社交网络,明确谁能给予他支持。另外一个目的是要了解来访者的沟通模式,有没有一些重复性的沟通问题。人际关系清单是聚焦当下的,并不会探讨过去的关系。我们通常会用到人际关系圈,运用视觉效果让来访者更容易了解自己的社交网络。我们用最中心的圆圈代表来访者自己,会邀请来访者在外面的3个同心圆上写上7~8个名字,那都是他当下重要的关系。其中与他关系最密切的,可以写在内圈,提示亲密关系,中间圈是中等关系,关系较疏离的、一般关系的可以写在外圈。7~8个名字是一个参考,不同来访者写下的数量可以不同。运用人际关系圈来建立人际关系清单的重点,在于让来访者自己写下名字,而不是由治疗师代为填写,以便让来访者可以回顾并思考当前的关系。

来访者写好人际关系清单后,治疗师会邀请他挑选几个名字,逐一述说他们之间的关系。治疗师可以运用以下问题来探讨关系及沟通问题:

"你跟他的关系怎样?"

"他怎样给予你支持?"

"你觉得他明白你吗?"

"你明白他吗?"

"你们的沟通有没有什么困难?"

年华是C女士在深圳的好友,也是她在这段时间里唯一的心灵支柱。她们在歌舞团认识,一同成长,年华也见证了她和丈夫的恋爱关系。C女士每周都会用电话跟年华交谈,而年华每次都会耐心聆听。

喜是C女士的女儿,她已经有自己的家庭,忙于照顾三岁大的儿子。C女士跟女儿的关系一直都很要好,但自从她患了抑郁症后,她们的关系开始变得紧张。她常常问女儿有没有想过父亲是死于医疗失误的,并常常跟女儿说自己不开心。女儿最初会耐心地安慰她,但后来觉得厌烦,便会叫她不要多想,只要准时服药就好了。C女士觉得女儿不明白她,与女儿的关系变得疏离。

康是C女士以前在歌舞团的小组队长,对她照顾有加,C女士一直把他视为大哥。康在深圳居住,C女士与丈夫以往会不时去探望他,不过康的年纪已经很大,行动不便,所以近年他们少了联络。

春是C女士的堂妹,是除了女儿外,她在香港唯一的亲人。在C女士抑郁严重的时候,春每天都会给C女士送饭。C女士非常依赖春替她处理烦琐的事务。

三妹、小鱼和银是C女士以前在歌舞团最要好的朋友。她们都住在无锡,子女都长大了。以往C女士每年都会跟她们穿州过省旅游一次,缅怀年轻时的时光。但自从丈夫过世后,她再没有心情去找三妹、小鱼和银。

C女士有四个兄长,他们都在美国、加拿大定居。C女士与他们甚少联络,关系疏离。

从C女士的成长背景和人际关系清单,治疗师了解到她跟丈夫有很亲密的关系,她的大半生都围绕着丈夫和女儿生活。她有几个要好的朋友,都是以前歌舞团的团员。由于文化差异和内向性格,C女士在香港没有认识到知心朋友。自从丈夫过世后,C女士跟女儿的关系转差,这亦是C女士的抑郁症迟迟未能治愈的一个重要因素。所以治疗师计划在治疗中期,帮助C女士重建跟女儿和内地好友的关系,从而改善她的抑郁状况。

建立了人际关系清单后,第二次心理治疗结束了。

综合前两次访谈的资料,治疗师思考到C女士的依恋关系。

成人的依恋关系,可以从他对自己和他人的想法中得知(Bartholomew, 1991)(见表3-1)。

表3-1 成人的依恋类型

		观察自我 (依赖他人)	
		低	高
对待他人 (回避亲密关系)	低	安全型 (secure)	焦虑型 (preoccupied)
	高	疏离型 (dismissing)	恐惧型 (fearful)

C女士对自己缺乏自信心,对丈夫过分依赖,却害怕跟其他人建立关系。她一方面需要别人的支持,另一方面却害怕麻烦他人,所以她的依恋类型是恐惧型。治疗师知道在治疗过程中,需要给予C女士更多的鼓励,使她克服恐惧,跟其他人联系,从而获得心理上的支持。另外,治疗师在治疗时不可以操之过急,以免C女士不认同治疗方案却害怕提出,反而选择放弃治疗。

在这里要提醒治疗师,了解来访者的依恋关系,可以帮助治疗师了解来访者的人际关系模式,协助制订治疗方法,但治疗师在治疗过程中并不需要跟来访者讨论他的依恋类型。

三、第三次心理治疗

治疗师在第一、二次访谈时获取了足够的资料,可以组织个案病例分析,与来访者讨论。在这次治疗中,治疗师选择以Scott Stuart和Michael Robertson教授提议的"人际问题概念化"来跟C女士探讨导致她情绪抑郁的因素(Stuart et al., 2012)。治疗师引导C女士在个案概念化图表上写出影响自己情绪的不同因素(见图3-2)。

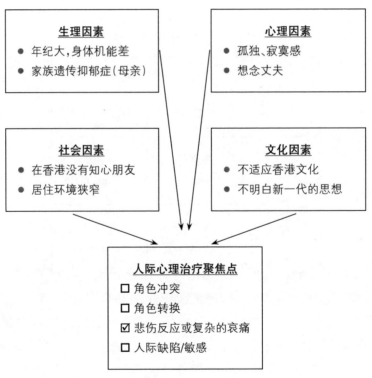

图3-2　C女士的个案概念化图表及人际心理治疗聚焦点

　　了解个人情绪，没有所谓的对与错。来访者可以按照自己的理解，填写他认为的影响自己情绪的因素。来访者亦无须按治疗师的理解把不同因素分类。有些抑郁症来访者会认为抑郁症反映自己的软弱，若治疗师能够帮助来访者了解情绪困扰背后的多项成因，就可以帮助来访者减少自责，将经历合理化，并增强来访者对复原的期望。

　　C女士填写好分析图表后，治疗师这样对她说：

　　"从你的图表中，我看到很多因素影响着你的情绪，难怪你的抑郁症还未有好转。了解这些因素后，我们可以从多个方面改善你的情绪，所以我相信心理治疗会对你有帮助！"

　　接着，治疗师跟C女士解释IPT的聚焦点：

　　"我们发觉一个人情绪抑郁，通常跟几项生活事件有关。第一项是丧亲引起的悲伤反应（复杂的哀痛）；第二项是角色转换，例如新的工作；第三项是角色冲突，例如跟伴侣经常争执；第四项是缺乏社交技巧，导致缺少心理上的支持。在你的抑郁症中，哪一项是比较有关联的？我们会以此为聚焦点，在往后的访谈中寻找改善方法，从而改善你的抑郁情绪。"

　　治疗师会在访谈中引导来访者选择IPT的聚焦点。当中包括：①悲伤反应或复杂的哀痛；②角色转换；③角色冲突；④人际缺陷。通常在整个IPT治疗过程中，治疗师只会聚焦于一个聚焦点。新手治疗师很容易有冲动要替来访者解决所有问题，但这是没有必要的。很多时候来访者只要能够踏出一小步，成功的经验会使他能够自己解决其他问题。另外，如果来访者选择的聚焦点跟治疗师的想法不一样，治疗师是可以引导来访者的，但最终选择权还是在来访者身上。治疗师亦可以在中期阶段把来访者引导至更合适的聚焦点。C女士在治疗中选择了丧失/丧亲之痛引起的悲伤反应作为治疗的聚焦点（见图3-3）。

　　选择了IPT聚焦点后，治疗师会简单介绍医疗模式和治疗中期阶段的访谈模式。

　　"科学研究告诉我们抑郁症是一种医学疾病，发病时脑部的血清素失调，加上心理和环境压力，就会导致情绪抑郁。所以，药物和心理治疗都能有效改善抑郁情绪。患病了不需要自责,接受治疗就好了。患了病需要其他人帮忙,就好像患流感时,你会觉得累,需要服药,需要其他人帮忙打理家里事务,患抑郁症也是一样的。患病时有一些事情做不来,那是正常的,我们需要通过亲人和朋友的支持改善抑郁情绪。"

"在这几次访谈中,我很高兴你能把你的情况详细告诉我,让我能更深入地明白你的困难。在往后的6~7次访谈中,我们会集中处理你的抑郁情绪和人际关系问题。我们仍旧是每周会面一次,每次45分钟。"

"医疗模式"和"病人角色"是人际心理治疗的重要部分(Klerman et al., 1984),帮助来访者明白抑郁症的成因和治疗,并减少其自责或病耻感。预告中期阶段的访谈模式,能让来访者对治疗方法有更加清晰的认识,增强治疗师和来访者之间的合作。

最后,治疗师会跟来访者一起订立几个治疗目标。治疗目标需要跟人际关系有关,力求精简、可量化且容易达成。到了治疗中期,治疗师可跟来访者一起回顾治疗目标,鼓励来访者改变行为以达成目标。

C女士在治疗师的引导下,建立了两个目标:

(1) 帮助女儿家庭做点力所能及的事。

(2) 在香港、内地两边走动,联系内地的朋友。

初期评估阶段正式结束,治疗进入中期阶段。

在C女士的治疗过程中,由于治疗师有充分的时间,所以他用了三次的访谈时间来做评估。如果时间有限,又或者治疗师早已了解来访者的详细病史,那初期阶段可以在1~2次访谈内完成。初期阶段最重要的部分包括心理健康评估、建立人际关系清单和选择IPT聚焦点。另外,在照顾悲伤反应或复杂的哀痛的来访者时,必须照顾到来访者的感受,多些聆听,让来访者感到安全,感到被理解和接受。

第二节　中期阶段

在悲伤反应或复杂的哀痛的 IPT 治疗中,主要任务包括:①帮助来访者经历哀悼逝者的心理过程;②巩固现有的亲朋关系,或建立新的社交网络,增强社会支持。

在治疗期,我们会鼓励来访者谈论自己与逝者的关系,当中可以包括他们怎样认识,他们一起度过哪些甜蜜的时光,关系中的高与低、苦与甜,以及与逝者的关系在逝者临终前的变化。接着,我们会与来访者详细探讨亲人死亡时的情况,以及来访者当时的感受。其后我们亦可能谈到丧礼的处理过程,以及来访者在亲人过世后的心理变化。

我们知道亲人离世的过程、来访者对亲人离世的心理准备、来访者与逝者的关系和依赖程度等,都会影响来访者的复原进度(Lobb et al., 2010)。所以在治疗过程中,我们需要给来访者足够的时间和空间,来说出自己的经历和感受。其中以引导来访者说出感受至关重要。如果亲人离世得突然,来访者可能没有足够时间整理自己的情绪。在面对亲人离世的过程中,来访者可能感到惊慌、自责、伤心,甚至对逝者或其他人感到厌恶和憎恨。这些情绪可能会被压抑下去,导致心情郁闷。复杂情绪并不是靠来访者自己就可以轻易处理的,需要通过治疗师引导带出情绪并加以疏导,以达到成功哀悼逝者的心理过程。

哀悼与失落的本质,可以说是依恋关系的缺失。来访者往往感到心灵失落,所以治疗师在治疗时,要给来访者心灵承托,当中包括承载、接纳、明白及疏导来访者的情绪。让来访者成功经历哀悼逝者的心理过程后,才开始巩固现有的亲朋关系,以及建立新的社交网络。当中的次序通常不能对调,因为内心需要比行为走在前面。

社会支持,对于来访者的复原非常重要。因为失去至亲关系后,人往往不能靠物质、工作等完成真正的心灵治愈。生老病死是人生必经的阶段,由哀悼逝者转到珍惜眼前人，是一个过程，最终能够成功过渡，需要将精神投放在现有的关系，建立情感。所以，治疗师帮助来访者巩固现有关系以及建立社交网络，有其重要性。

运用IPT处理悲伤反应或复杂的哀痛，当中的技巧包括多聆听，少说话，让来访者在心理上感到安全、被理解和被接受。治疗师应避免急于替来访者解决问题，反而应陪伴来访者经历他的内心感受。在治疗的中后期，治疗师可运用IPT中处理人际关系的常用技术，以巩固及修补来访者与在世亲友的关系，以及建立新的社交网络。当中常用的技术包括沟通分析和角色扮演。

中国文化与西方文化不同，治疗技巧也可能有一些差异。中国人讲究慎终追远，《论语·学而》中曾子曰："慎终追远，民德归厚矣。"意思是办好丧事，虔诚地祭祀祖先，追念前贤，谨慎从事。中国人要求学习逝者好的地方，提醒自己行事为人要对得起先人、前贤，所以中国人对逝者尊重，甚少会提及逝者的不是。在亲朋好友面前提及逝者时也会有节制，比较少地表露自己的感受，外人也只会简单劝其节哀顺变。IPT应用于西方人时，往往会鼓励来访者对逝者建立"三度空间"的看法，包括真实地评估他的优点和缺点（Stuart et al., 2012），这并不一定适用于中国人。但诚实面对及接纳自己的内心感受对于复原很重要，我们建议治疗师可跟来访者讨论他与逝者相处或照顾逝者时的困难。如果逝者临终前患病，照顾起来困难，来访者难免会经历不少压力。如果逝者是家中长辈，年老患病，亲戚间更可能会互相指责，引发负面情绪。治疗过程正好提供"安全空间"让来访者抒发自己复杂和负面的情绪。治疗师可以这样引导来访者：

"我知道你为爸爸付出了很多，辞掉工作去照顾他。你爸爸因癌症去世，相信他晚年的照顾工作一定也不容易，你是怎样撑过去的？亲戚有否帮忙？"

西方人比较容易在亲人之间讨论对逝者的感受，甚至可以跟朋友谈论"家事"，这一点跟中国人不一样。中国人会较少与亲人或朋友详谈亲人去世的事，因为他们不想麻烦他人和增加别人的负担。所以，治疗师在治疗期间帮助来访者疏导对逝者的情绪，尤其重要。在鼓励来访者增强跟在世亲人的联系时，鼓励他与亲人谈论逝者未必可行，但可以考虑鼓励他参与家族聚会，让他循序渐进地增强与亲人的联系。

一、第四次心理治疗

第四次治疗的开始,治疗师简单了解了C女士这周的情绪变化,并给予回应及支持。

"早,这周你的心情怎样?"

接着,治疗师跟C女士简述今天的治疗大纲。

"在今天和未来数周,我们会聚焦于帮助你过渡丈夫的离世,从而改善你的抑郁情绪。今天我们特别想回顾你和丈夫的关系。可否从你们怎样认识,你当时喜欢他的地方,你们的早期关系简单讲起?"

C女士提到自己已故的丈夫,就好像是讲述一个她很熟悉的故事一样。她从小在歌舞团过着刻苦和艰辛的生活,并且非常倚赖其他人照顾。在她20岁那年,丈夫加入歌舞团做小提琴手。C女士说她第一次见到丈夫,就已经被他的外貌和才华深深吸引。他们很快就坠入爱河,并随团巡回演出,一起到过中国不同的地方。C女士形容那段时间是她人生中最幸福的时候。她很依赖丈夫,而丈夫对她也照顾有加,很多美丽的回忆都在那时发生,现在丈夫虽然已经过世,C女士还不时会想到那些时光。后来他们生了女儿,辗转来到香港定居,关系便开始改变了,她觉得丈夫不再是以前的"完美丈夫"。

在IPT治疗过程中,我们不时会留意到来访者将逝者"完美化",更可能压抑自己对逝者的负面感觉,或通过自责来处理内心矛盾的情绪。C女士在治疗初期,不停强调自己有一个"完美丈夫",所以丈夫离世后,她变得生无可恋。在这次治疗中,C女士开始谈到她和丈夫的关系在定居香港后发生变化,治疗师于是把握时机,用澄清技术了解关系怎样改变,以及C女士当时的感受。

"你刚刚提到来港定居后,丈夫不再是以前的完美丈夫,为什么呢?"

原来C女士和丈夫刚刚来到香港时,家境贫穷,加上20世纪70年代的香港居住环境差,他们的生活很艰辛。C女士大部分时间都要留在家独自照顾女儿,而丈夫则要长时间在外面教授小提琴赚钱。一时间,C女士的生活从周游各地、无拘无束变成长期被困在家、心情郁闷。虽然如此,她跟丈夫还是互相支持,努力将女儿养大成人。C女士觉得丈夫很疼惜她和女儿,但同时也很爱音乐。他特别关心学生,花很多时间在他们身上,常常早出晚归。到了后期患上癌症,C女士劝他少教点儿琴,他也置之不理。说到这儿,C女士觉得自己不应再怪罪自己对丈夫照顾不好,导致他过世。她开始认为丈夫对自己的健康也有责任,尤其是C女士劝过他后,他仍然选择过操劳的生活。

在这里治疗师主要是澄清事情中对治疗有帮助的内容和详情,细心聆听和引导,并没有加上自己的意见,以免让来访者感到治疗师对逝者不尊重。治疗师特别鼓励C女士说出她对事情的看法和她的内心感受。

"你对于那个改变,有什么看法?"

"那一刻你有什么感受?"

治疗师感谢C女士对他的信任,在这次治疗中讲述了自己跟丈夫的往事,并说出了自己的感受。治疗师也向C女士预告下周会面时,将会谈到她丈夫去世时的详情。

二、第五次心理治疗

在第五次治疗开始时,治疗师简单地询问了C女士的情绪,然后就开始探讨她丈夫过世时的详情。

"在今天的治疗里,我想跟你一起回顾他患上癌症以及在医院离世的经历。"

跟上一次一样,治疗师鼓励C女士说出自己的感受,以及对事情的看法。

C女士的丈夫在十年前患上肺癌,最初治疗很成功,以致完全康复。可惜三年前,丈夫的肺癌复发,他在短时间内消瘦了很多,而且食欲不振,令C女士每天都很担心。后来她的丈夫接受了靶向治疗,病情变得稳定,但C女士每天仍是提心吊胆,生怕丈夫有一天会突然离去。她丈夫身体好转后,马上每天外出教授小提琴和乐理。C女士经常劝他要多休息,但他总是不听。那时C女士经常和丈夫争执,甚至连做梦也会想到丈夫突然死去。C女士跟女儿也有口角,她希望女儿多劝劝丈夫,但女儿却说要让父亲做自己喜欢做的事。C女士形容那段时间,她心情郁闷并感到厌烦。后来丈夫在临终前三个月,她经常进出医院,变得十分忙碌。有时候丈夫在医院内突然思绪混乱,大喊大叫,护士便叫她到医院安抚丈夫,但她也无能为力。那段时间她感到很无助,并且不明白为何自己会由被照顾的角色,转变为照顾丈夫的角色。同时她埋怨自己没有好好照顾丈夫,辜负了他的情义。

治疗师能够获得以上内容,是因为治疗师运用了澄清的技术并主动询问来访者的感受。

"听到你的描述,我能够感受到那段时间,照顾他一点儿也不容易! 那么他最后一次进医院,情况怎样?"

C女士讲述她丈夫在临终前一周因肺炎留院,但病情急转直下。临终前一日,医师替他抽取胸腔积液,不料隔天他的心跳就停止了。C女士完全不能接受这个事实,并认定丈夫的死是因为医疗失误。

在心理治疗时,C女士不断问治疗师:"你认为我丈夫的死,是医疗失误吗?"

治疗师表示明白C女士的伤痛,但表示相信她会在治疗过程中慢慢复原。C女士感激治疗师愿意聆听她的内心感受,并提到自己身边从没有人这样了解她的丧亲经历。治疗师跟C女士已经建立了稳固的咨访关系。第五次治疗完毕。

三、第六次心理治疗

在第六次心理治疗的开始,C女士主动提到她的情绪转坏。自从上一次会面后,她不停地想丈夫的死是否跟医疗失误有关。她特地带来了丈夫留院时的验血报告、胸片、腹部和脑部CT扫描报告给治疗师看。她表示自己不懂医学名词,很希望治疗师能够将报告内容解释给她听。

在IPT治疗过程中,一般治疗师会避免给予来访者直接建议或答案。尤其是在没有建立信任关系之前,来访者可能对治疗师的建议半信半疑,甚至随便附和或置之不理。IPT治疗师就像一个教练,引导来访者思考并自己寻找答案。如果来访者相信方法或答案是自己找出来的,就会更有动力地去跟随。但在一些明显的问题上,治疗师是可以直接解答来访者的。例如,来访者询问心理治疗是否会对抑郁症有帮助,那答案是肯定的。当C女士执意要求治疗师解释丈夫的医疗报告时,治疗师相信那正是C女士心中的一个死结。治疗师心里评估他跟C女士的咨访关系,相信他们之间的关系已达到足够的信任程度,能让C女士接受真相。同时因为治疗师本身是一位医师,有医学背景及权威性,所以治疗师决定详细跟C女士讲解化验报告的内容。治疗师并没有直接回答她关于丈夫死因的问题,只是向她解释验血报告显示肝功能差,胸片、腹部和脑部CT扫描都显示癌细胞已广泛地扩散。治疗师向C女士提出,由于癌细胞已扩散至脑部和肝脏,所以他估计C女士丈夫临终前,已经很辛苦。

听了治疗师的解释,C女士好像恍然大悟,明白那时丈夫的癌症已到达末期,无法康复。她开始想到死亡是病情的自然发展,并不是医疗失误。

四、第七次心理治疗

在治疗的开始,C女士表示自己的心情转好了,并第一次能够入睡。她表示自己已经能够放下对医护人员的指责,也没有再怪罪自己。她更向治疗师提到,丈夫的死对他或她自己都是一种解脱。她回想起丈夫临终前思绪混乱,好像变成了另一个人一样。现在回想起来,她相信那是因为癌细胞已经扩散至脑部。她记起当时丈夫曾经跟她说自己很辛苦,而她每天照顾丈夫也感到精疲力竭。所以丈夫自然过世,对大家都是一种解脱。C女士感激治疗师愿意为她讲解丈夫的医疗报告。她表示释怀后她希望能着手改善跟女儿的关系。

治疗师对C女士能够释怀并放下对自己和医护人员的指责表示赞赏。得到C女士的同意后,治疗正式过渡到巩固C女士与女儿的关系,以及建立社交网络,增强社会支持。

首先治疗师运用沟通分析的技术,处理C女士跟女儿的沟通问题。

"请你讲述最近一次跟女儿争执的情况:在什么时候发生,女儿说了些什么,你怎样回应?"

沟通分析的重点是要来访者仔细地描述对话内容,并且讲出当时的感受。治疗师会问来访者那刻他说了什么,他的用词、语气是怎样的,对方怎样回应,语气是怎样的,然后来访者再怎样回应。C女士提到在几天前女儿到家探望她,在交谈当中,C女士向女儿表达自己很思念丈夫,并想到自己有一天也会患上癌症,变得身体虚弱,连路都走不成。女儿表现得不耐烦,叫她不要老是胡思乱想。接着大家变得沉默,最后女儿离开了。C女士事后觉得很伤心,并叫女儿不要再理会她。治疗师查问后发现,这是C女士跟女儿经常发生的沟通模式。失去女儿的支持,让C女士感到抑郁沮丧。

为了让C女士了解沟通背后的动机,治疗师用了几个问题去帮助C女士思考。

"你认为女儿为什么要探望你?"

"她主动跟你谈话,你认为她背后的目的是什么?"

"你向女儿提到担心自己年老时也会患上癌症,其实你希望表达怎样的内心感受?"

"你觉得女儿明白你吗?"

"你觉得自己明白女儿吗?"

治疗师特别问C女士是否觉得女儿明白她,是要增强她希望改善沟通的动机。C女士说她其实是想让女儿知道自己担心年老时没人照应,因为她唯一能够依靠的丈夫已经去世了。对于C女士的担心,治疗师表示明白,并鼓励她尝试直接向女儿说出心里的感受。治疗师运用了角色扮演的技术,训练C女士怎样能够有技巧地说出自己的感受。治疗师先扮演C女士,让C女士可以聆听到较好的说话技巧,再让C女士扮演自己,操练技巧。最后治疗师提醒C女士人际纷争和抑郁情绪之间的关系,以增强她改善关系的动力。

五、第八次心理治疗

在治疗的开始,治疗师留意到C女士的表情明显比以前放松了,于是问C女士:

"你好!在这一周,人际关系有没有影响你的情绪?"

C女士回答在几天前她找女儿谈天,跟她道歉,并直接说出自己其实是担心年老时无人照顾,所以才说担心自己会患癌。女儿立刻回应,说她明白妈妈的担心,并说就算妈妈年纪老了、走不动了,她也会照顾妈妈。C女士想象不到一句简单的话，也能换来非常正面的回应。她感到抑郁情绪即刻有所改善，睡眠也继续转好。治疗师赞赏C女士能够有勇气直接地表达自己的感受和想法，并提醒C女士改善人际关系会对她的抑郁症带来帮助。

治疗师用了解决问题（头脑风暴）的技术，引导C女士思考怎样可以进一步巩固她跟女儿的关系。治疗师提醒C女士在治疗初期定下的目标：帮助女儿家庭做点力所能及的事。C女士记起女儿在丈夫生病前常常找她帮忙照顾孙儿，所以她决定要向女儿主动提出当她的帮手。

在IPT治疗过程中，新手治疗师容易犯上的一个毛病，是急于要替来访者解决多个人际关系上的问题，或认为只有复杂的技巧，才能帮助来访者改变现况。其实抑郁时间长了，容易令关系纠结，造成心病。若治疗师能帮助来访者踏出一小步，可能已经能够替关系带来突破。而来访者在改善人际关系上经历成功，有助他将相同的技巧运用到其他关系上面。如果来访者与亲友的纷争持续存在，治疗师可考虑邀请亲友来到治疗室一起访谈，通过沟通分析解决他们之间的纷争。当然有些关系是难以改善、需要舍弃的。巩固好的关系，舍弃坏的关系，也是增强社会支持的方法之一。

六、第九次心理治疗

C女士主动向女儿提出帮忙照顾孙儿，女儿感到很高兴，大家的沟通也比以前频繁和深入了。她们还相约一起到外地旅游。在改善跟女儿的关系的同时，C女士已经开始联系在内地的朋友。治疗师趁这机会提醒C女士，她的另一个目标是在香港、内地两边走，联系内地的朋友。C女士认同自己情绪好了很多，可以多离开香港，跟她的内地好友重游以前歌舞团到过的城市，缅怀一番。不过她担心女儿是否会同意她常常离开香港。治疗师提醒C女士之前的成功经历，鼓励她直接跟女儿沟通。

治疗师运用鼓励、认同和肯定的技巧，帮助C女士继续改善沟通技巧，扩展社交网络。

七、第十次心理治疗

由于C女士容易依赖他人,为了减轻C女士的分离焦虑,治疗师在治疗开始时提醒她这是倒数第二次会面,让她有心理准备。治疗师更强调C女士的抑郁情绪有明显改善,靠的是她自己的努力,因为她能够勇敢地去改善人际关系。C女士表示认同,并汇报自己直接跟女儿谈到想多回内地,跟她的朋友一起旅游。女儿对妈妈的想法表示支持,并认为只要她喜欢就可以了。

C女士的情绪持续改善,治疗师继续将情绪改善跟人际关系改善关联起来,并继续运用沟通分析、角色扮演及解决问题技术帮助C女士改善人际关系,增强社会支持。

第三节 终止阶段

一、第十一次心理治疗

在最后一次访谈中，治疗师跟C女士一起回顾了治疗的过程和成效，以及她所学到的技巧。治疗师提醒C女士改善人际关系、增强社会支持有助于改善抑郁情绪。治疗师向C女士解释抑郁症复发的早期症状，并讲解寻求帮助的途径。

接着治疗师邀请C女士分享她对治疗的感受和对治疗师的意见。在这种平起平坐的讨论中，来访者会感到被尊重，大部分来访者都会对治疗师有正面的评价。为了鼓励来访者说出自己的想法，治疗师应向来访者示范尊重他人、重视他人意见的良好人际关系。

最后，治疗师跟C女士讨论维持IPT治疗的可能性。治疗师在一个月和两个月后各安排了一次20分钟的短暂面谈，让C女士汇报自己的情绪和近况。

完成IPT治疗后，C女士的PHQ-9分数由15分减至3分，HAMD-17分数由18分减至1分。

在往后两个月，C女士在维持治疗的短暂面谈中提到自己的心情持续好转，跟女儿的关系也持续改善。C女士认为自己的状态良好，已经不需要再约见心理治疗师了。

一年后，C女士写了一封信给治疗师，告诉她自己的心情已经完全康复，抗抑郁药物也在医师的建议下停止服用了。她和女儿的关系比以前还要好。她经常在香港和内地两边跑，跟内地的好友穿州过省旅游。她把对丈夫的思念放在心里，想到的都是甜蜜的过往。自此以后，治疗师再也没有听到关于C女士的消息。

二、总结

IPT是一种以实证为本的心理治疗方法，有助于改善因悲伤反应或复杂的哀痛引发的抑郁症。其他有助于改善复杂的哀痛的治疗方法包括认知行为治疗及复杂哀伤治疗。不同的心理治疗方法,适合不同背景的来访者。一般来说,IPT会比较适合抑郁症状不太严重且没有人格障碍的来访者(McBride et al., 2006)。IPT是一种容易理解、容易让来访者接受的心理治疗方法。

　　IPT在应用于悲伤反应或复杂的哀痛时,主要任务包括:①帮助来访者经历哀悼逝者的心理过程;②巩固及建立社交网络,增强社会支持。在治疗过程中治疗师要帮助来访者表达自己的感受,经历哀悼逝者的心理过程。在增强社会支持的任务中,治疗师会用上澄清、沟通分析、角色扮演及解决问题等技术。

（钟沛然）

第四章

角色冲突的
IPT 治疗

本章摘要

本章通过一个抑郁情绪和角色冲突相关联的案例,向读者展示了IPT在角色冲突中的应用。IPT在应用于角色冲突时,主要的任务包括:①识别角色冲突及所处阶段(再协调阶段、僵持阶段和关系破裂阶段);②选择行动计划;③调整期待或错误的沟通方式以使问题得以解决。在治疗过程中,治疗师应建立良好的治疗联盟,运用直接引导、澄清、鼓励情感宣泄、沟通分析、决策分析、角色扮演等技术帮助来访者觉察和表达自己的感受,提高人际交往能力,增加社会支持。

Summary

This chapter demonstrates the application of IPT in interpersonal disputes area through a case of depression and interpersonal disputes. When IPT is applied in interpersonal disputes, the main tasks include: ①to identify interpersonal disputes and their stage (negotiation, impasse and dissolution); ②to choose an action plan; ③to adjust expectation or negative communication style to solve problem satisfactorily. In the course of treatment, therapists should establish a good therapeutic alliance, and use techniques such as direct guidance, clarification, expression of affect, communication analysis, decision analysis and role plays to help clients perceive and express their feelings, improve interpersonal skills and increase social support.

"我和太太经常吵架,下班后我宁愿在单位加班也不愿回家,现在我们之间的交流越来越少,我每天过得都不开心。"

"我老板经常指责我,似乎我怎么做他都不满意,现在我常常战战兢兢的,觉得自己一无是处,什么都做不好。"

"我妈妈烦得要死,什么事都管,还偷偷看我日记,我都要窒息了。"

"我不知道如何和女儿相处,她一不开心就把自己锁在房间,也不怎么和我们交流,我的世界变成了灰色。"

以上都是心理治疗初期,来访者的自我描述。他们都是因为人际关系冲突,产生了抑郁的情绪。角色冲突(interpersonal disputes)指的是来访者与生命中的重要他人产生的冲突(Markowitz et al., 2004),这种冲突可能源于彼此对关系有不同的期待,被压抑的个体在这场冲突中失败,这可能是导致抑郁发作的一个原因,也可能是抑郁发作的结果。

在这一章中,我们将会讨论人际心理治疗(IPT)在角色冲突中的应用。

案例介绍

M女士,40岁,外企高管,丈夫是公务员,女儿12岁,读初一。5个月前M女士接手一个大项目,经常加班,周末也不休息,在孩子的教育和是否要二胎这个问题上和丈夫争议比较大,逐步出现开心不起来、做事没兴趣、没动力等抑郁症状,因担心影响工作来诊。精神科医生诊断为抑郁症,给予艾司西酞普兰10毫克/天,并建议M女士同时接受药物治疗和心理治疗,故M女士来诊。

第一节　初始阶段

IPT初始阶段的目的包括评估来访者症状、赋予来访者病人角色、心理教育、评估人际关系、确定问题领域、将人际问题概念化、确定治疗目标和建立治疗合约等。

临床上有很多量表可以用来评估抑郁症状，目前常用的自评量表是来访者健康问卷抑郁量表(PHQ-9)，常用的其他评量表是汉密尔顿抑郁量表(HAMD)。结合临床表现和评估，一旦确定来访者患有抑郁症，就要及时给出明确的诊断。相比于其他心理治疗的"去诊断化"，在IPT治疗的开始阶段，我们的任务之一就是给出明确诊断，向来访者解释他的很多问题是因为患了抑郁症。治疗师应赋予来访者病人角色，及时对来访者进行心理教育，告诉来访者这是一种可以治疗的医学疾病；要让来访者意识到自己生病了，他需要放下这种担忧，积极配合治疗；向来访者灌输希望，帮助他建立治疗的信心，同时评估来访者是否需要用药和进行心理教育。

应了解来访者生病时他的家庭和社会生活发生了哪些变化，以及这些变化是如何影响来访者的。使用人际关系清单了解来访者的人际环境，评估重要的人际关系质量，帮助来访者看清自己的人际关系状态。在一张纸上画上同心圆，越内圈表示和来访者关系越紧密，越外圈表示关系越疏远，让来访者列出相应的7~8个名字，逐一和来访者探讨他们的关系，尤其要注意有些该亲近的关系放在很疏远的位置，或该疏远的关系放在了亲近的位置。

有时在询问病史时，来访者能够明确指出自己的抑郁和角色冲突之间的关系，如"当我和丈夫发生争执的时候，我就会变得非常不开心"。但有时治疗师需要和来访者进行澄清，如"在你情绪低落时间前后，你有没有和谁发生争执或冲突呢？"

IPT不深究是角色冲突引发了抑郁症还是抑郁症恶化了人际关系，它更关注的是抑郁情绪和角色冲突的关联。它基于生物-心理-社会/文化模型，和来访者讨论他对疾病的理解,和来访者一起制订切实可行的可量化的治疗目标,建立治疗合约。

一、第一次心理治疗

M女士按约定时间来到心理咨询室,治疗师先做了自我介绍,告诉M女士今天50分钟访谈的安排是:治疗师先用5分钟左右的时间介绍心理咨询是如何进行的,然后对M女士进行初始访谈。

治疗师向M女士讲述了心理咨询工作的模式,包括时间设置为每周一次,每次50分钟;固定的时间、固定的地点;保密原则,除非M女士出现自伤、自杀等的行为,或危害他人或社会的行为,未征得M女士的同意,治疗师不会在咨询室外向任何人提及治疗过程;请假制度,若一方无法做咨询,需提前48小时通知对方;时长是10~12次;总体安排是用1~3次的访谈了解M女士目前的困境、过往的经历及人际关系,然后形成对M女士问题的理解,制订一个可行的目标。接下来的治疗将围绕这个目标工作。

讲解完毕,M女士表示很清楚整个过程是如何进行的。治疗师使用开放式问题,让M女士讲述来诊的目的。

"M女士,你为什么来做心理咨询? 有什么我可以帮助你的?"

M女士讲述自己是一个外企的高管,平时工作比较忙,去年和丈夫达成协议,丈夫把重心多向家里放放,负责女儿的学习。丈夫推崇放养式教育,以为女儿会自觉,结果女儿不写作业他也不知道。后来因为女儿成绩持续下滑,学校老师打了电话给M女士。但丈夫摆出了一副"不知悔改"的态度,这让M女士非常生气,并开始自己接手女儿的教育。5个月前,M女士在单位接手了一个大项目,领导非常重视,但客户比较挑剔,M女士经常加班。但无论自己工作多忙多累,丈夫也不主动嘘寒问暖,甚至晚饭和家务也要等M女士晚上回家再做。M女士觉得自己管不过来,很多事情失控了,她出现了开心不起来、做事没兴趣没动力、觉得自己很笨、什么都做不好等表现。因为已经影响了工作,M女士想向专业人士求助,希望能尽快解决,减少对工作的影响。

治疗师运用HAMD-17评估了M女士的抑郁程度,得分是20分,显示是中度抑郁。

二、第二次心理治疗

治疗师告知M女士她得了抑郁症,随后进行了心理教育并赋予M女士病人角色。

"抑郁症是一种常见病,在我国约3.6%的人患有抑郁症,主要表现有情绪低落、兴趣减退、动力缺乏、做事没兴趣没动力、自我评价偏低、反应迟钝、注意力不集中、记忆力差、失眠、乏力等,严重者甚至觉得活着没意思。当你抑郁的时候,你可能不想出门,不想和人交流,甚至无法完成某些工作,这些都不是因为你'懒''没有意志力'或'作',仅仅是因为你生病了。"

"目前来看,抑郁症的病因并不明确,但和遗传、环境、个体性格等密切相关。抑郁症是可以治愈的,有很多有效的治疗方法,如药物治疗、心理治疗和物理治疗等。一般来说,轻度抑郁者可通过自我调节或心理治疗复原,中重度抑郁者建议药物治疗联合心理治疗。如果积极配合治疗,绝大多数人都会恢复正常的生活和工作。"

"你现在生病了,所以不要苛责自己或强迫自己一定去完成什么任务,这个疾病本身会让你情绪低落、做事没兴趣等,就像你感冒了,可能会有咳嗽、打喷嚏、鼻塞等症状,不要责备自己完不成某些事情,有些情况是由疾病的影响所致。没有人想患抑郁症,生病不是你的错。生病期间,要放低对自己的要求,在工作和生活中做一些调整。你需要做的是积极配合治疗,早点让自己走出来。我们相信,你会慢慢好起来的。"

M女士表示接受自己患了抑郁症这一事实,并且想要积极治疗,早日恢复。

接下来治疗师询问了M女士的家庭背景和成长经历,了解其依恋模式。IPT聚焦于"此时此地",关注此刻的关系,但家庭背景和成长经历作为一个人成长的背景墙,需要了解但不会被过多解读。

M女士出生于一个贫穷家庭,有个比她大3岁的姐姐。父亲性格孤僻,爷爷在父亲很小的时候因车祸去世,奶奶一个人把父亲带大。父亲工作地点离家远,每周回来一次,对家里的事情不关心,也几乎不和 M 女士及姐姐交流。妈妈负责家里的大小事,性格比较急躁。因为家里没有男孩,奶奶对妈妈的态度不好,和妈妈经常争吵。M 女士从小害怕争吵,总希望通过自己多做事情避免这种"战争"。小时候的 M 女士比较自卑,很敏感,家庭条件没有周围小伙伴好,老穿姐姐的旧衣服,因此 M 女士从小想要改变自己的家庭地位。

　　M 女士和丈夫是大学同学,丈夫是家里的独子,从小不做家务,性格比较温和、散漫,没有什么远大志向,毕业后考取了公务员。之后 M 女士和丈夫结婚,开始丈夫还主动做些家务,如洗碗、拖地、收衣服等,但实在达不到 M 女士的要求,丈夫做完后 M 女士还要"善后"。丈夫认为 M 女士太挑剔,M 女士认为丈夫对生活没要求,争吵几年后丈夫干脆不做。丈夫晚上六点到家,但要等七点到家的 M 女士做晚饭。M 女士觉得自己挣得比丈夫多很多,但和工作比起来,家里这点儿小事丈夫也不能分担,因此她比较气愤。

　　治疗师对 M 女士的经历给予共情,M 女士意识到自己和丈夫的人际关系存在问题,也想改变这种关系,改变自己这种比较累的局面。

　　治疗师使用人际关系清单了解 M 女士的人际环境,评估重要的人际关系,帮助 M 女士看清自己的人际关系状态(见图4-1)。

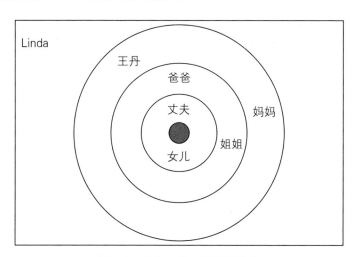

图4-1　M 女士的人际关系清单

"我们使用一个工具——人际关系清单来评估你当前的人际关系,我在这张纸上画上同心圆,最中间代表你自己,越内圈表示和你的关系越亲近,越外圈表示关系越疏远,你能列出来7~8个名字,然后在纸上标记和你的关系吗?"

7~8个名字只是一个参考,有的来访者人际关系丰富,有的来访者人际关系单薄,治疗师要针对实际情况做适当调整。

要逐一和来访者探讨这些关系,尤其要注意有些该亲近的关系放在了很疏远的位置,或该疏远的关系放在了亲近的位置。可以这么说:

"你和谁最亲近?"

"当你有困难的时候,你会寻求谁的帮助? 你是如何寻求帮助的?"

"能和我讲讲这个人的故事吗? 你们是如何相处的?"

"你和这个人之间会有冲突吗? 你怎么看这种冲突? 又是如何处理的?"

"你在这份关系中的期待是什么?"

"你如何看你的人际关系系统?"

"现在你脑海里会想到谁?"

丈夫是M女士目前最亲近的人,也非常爱M女士。M女士主导家庭,比较强势,虽然经常与丈夫有矛盾,丈夫有时候非常固执,但两个人"不记仇",很多事情也是丈夫帮忙处理掉的。丈夫一直想要个二胎,M女士担心生二胎后对自己工作的影响比较大且没有人可以帮忙照顾,也担心自己年龄大了生二胎有风险,所以两个人经常为二胎的事情争吵。

女儿在重点中学读初一,成绩较好,平时和爸爸较亲近,经常抱怨M女士管得太多。M女士认为小孩子需要家长不停引导。有一次爸爸加班回家晚,女儿说"爸爸辛苦了",M女士觉得很伤心,她发现在女儿的观念里妈妈加班似乎是理所应当的。

M女士和父母关系一般,报喜不报忧。对于M女士目前的生活,父母参与得比较少。M女士很少和父母沟通自己的苦恼、委屈等情绪,认为他们也解决不了问题,这只会让他们更担心。

姐姐家经济条件较差,M女士和姐姐只交流和父母有关的事情,对于工作或生活上的事,姐姐不懂也帮不了她。因为姐姐是亲人,M女士生活中交往的其他人比较少,所以她也把姐姐放在了中间圈的位置。

王丹是M女士的大学同学,她们在学生时代关系亲密,但后来两个人在不同的城市工作,联系逐渐减少,但在M女士的心里王丹一直是她的好朋友,她偶尔也会主动联系一下王丹。

Linda是M女士的领导,工作非常认真,对M女士比较器重,也让M女士感到压力,担心自己因没能力而辜负领导的期望。目前接手的大项目也是领导为M女士争取来的,如果项目顺利结束,M女士有望晋升。

从M女士的成长背景和人际关系清单,治疗师了解到M女士最亲近的人是丈夫,丈夫有时也是一个有力的支持者,但双方因沟通方式和对关系的期望不同而产生了角色冲突,这也许是导致M女士抑郁的一个原因。M女士既要严厉管教女儿,又要尽力做好自己的工作,可以尝试让丈夫分担一些压力,如辅导孩子学习、照顾双方老人等。所以,治疗师计划在治疗中期,帮忙M女士解决和丈夫的冲突,改善和丈夫的关系,从而缓解她的抑郁情绪。

综合这几次的访谈资料,治疗师思考到M女士的依恋关系。依恋关系理论是IPT的一个基础理论,有利于治疗师更好地了解来访者,但治疗师无须和来访者讨论其依恋类型,这也不是治疗的重点。

根据成长经历和人际互动,一个人会形成关于自己能否胜任(照顾自己的需求)的自我模式和他人是否可靠的他人模式(Stuart, 2012,见图4-2)。

结合M女士的成长经历和人际问卷,M女士在横向的自我模式中,对自己很信任,认为自己是可以胜任的,能够照顾到自己的需求;而在纵向的他人模式中,她更加倾向于认为他人是不可靠的,是不能够依赖的,会拒绝他人的帮助,对他人的亲密关系要求低,对他人的依赖程度低,属于"拒绝型"。所以,治疗师在治疗过程中,需要给予更多的共情,建立良好的治疗联盟。另外,治疗师需要给予M女士更多的鼓励,让她尝试和其他人建立联系,学习去信任他人,从而获得心理上的支持。

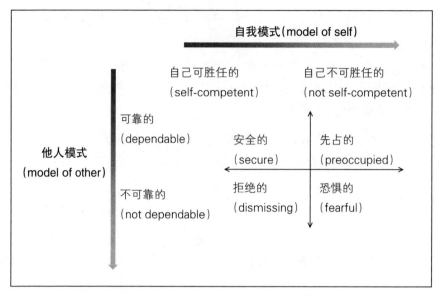

图4-2 人际心理治疗中依恋的四象限模型

三、第三次心理治疗

根据前两次的访谈,治疗师对来访者的疾病有了理解,接下来需要把这种理解反馈给来访者,并和她一起讨论,制订治疗目标。

治疗师引导M女士在个案概念化图表上写出影响自己情绪的不同因素(见图4-3),然后给M女士反馈。

"在过去的几次访谈中,你提供了很多有用的信息,这些信息有利于我去了解你。接下来我想给你一些反馈:影响我们情绪的因素非常多,就像我们刚刚列出的生物、心理、社会、文化等因素都可以导致我们的情绪问题,这些因素也可以成为我们心理治疗工作的方向。总体来说,抑郁情绪和生活中的一些变化有关,常见的四个类型中第一个是角色冲突,指的是和生活中重要的其他人发生冲突,如夫妻吵架等;第二个是复杂悲伤,比如亲密的家人去世等;第三个是角色转换,比如换新工作等;第四个是人际缺陷,指的是缺少人际关系心理支持等。你觉得你的抑郁情绪和哪个类型相关?这个可以成为我们接下来工作的重点。"

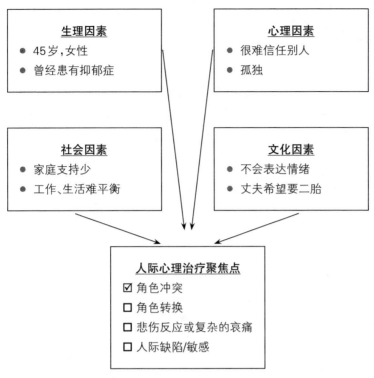

图4-3　M女士的个案概念化图表及人际心理治疗聚焦点

之前已经提到,IPT不强调是情绪问题导致人际困难,还是人际困难导致情绪问题,它关注的是两者的关联性,认为人际困难的缓解有利于情绪的恢复。治疗师一定要注意,聚焦的问题领域一定是来访者自己的选择,而不是治疗师主观认为的问题领域。当来访者分辨问题领域有困难时,治疗师可以做适当引导,但不能主观决定。

M女士认为自己应该聚焦于和丈夫的角色冲突上,和治疗师讨论后决定把其设为聚焦的问题领域。

"所以,接下来的6~7次治疗中,我们把治疗的焦点聚焦于改善你和丈夫之间的冲突上,从而改善你的情绪,你觉得呢?"

最后治疗师和M女士一起制订了治疗目标:

（1）更全面地了解和丈夫的冲突；

（2）调整沟通方式,缓解和丈夫的冲突；

（3）找到其他的人际支持。

初始阶段结束,治疗进入中期阶段。

第二节　中期阶段

角色冲突中期阶段的治疗目标是识别冲突、选择行动计划、调整期待或错误的沟通方式以使问题得以解决等。抑郁的人经常低估自己对环境的控制能力，常常无法表达自己的实际需求，这时候治疗师要通过角色扮演、沟通分析、澄清、引导、情绪宣泄等技术让来访者了解自己需要什么、不需要什么，让来访者识别和表达自己的感受，从而合理解决角色冲突。

首先，治疗师要和来访者一起确定角色冲突的阶段。不同的阶段对应不同的处理方式。一般来说，角色冲突有三个阶段：再协商阶段、僵持阶段和关系破裂阶段。

再协商阶段指的是双方愿意积极处理存在的角色冲突，但没有合适有效的方法。治疗的重点是通过帮助来访者看清对关系的期待、调整沟通方式等方法来解决冲突。你可以这么说：

"对于这份关系/对于这件事情，你的期待是什么？对方的期待是什么？你们知道彼此的期待吗？"

"你们是如何交流的？你说了什么？对方是什么反应？当时你有什么感受？你又是如何应对的？"

"为了解决这个问题，你做了哪些尝试？对方做了哪些改变？"

在僵持阶段，双方因为无法达成一致观点而出现"冷战"局面。此时来访者可能会产生失望、委屈、愤怒等情绪，这时候治疗的目标是转换僵局状态，澄清冲突根源。比如一对夫妻发生矛盾，妻子不理丈夫，丈夫道歉数次没有得到回应后也不知该怎么做，夫妻关系进入僵持状态，治疗的重点是先澄清双方有冲突的话题，寻找更好的办法去沟通并解决目前的困境。你可以这么说：

"你们这样的'冷战'局面持续多久了？'冷战'期间你的情绪怎么样？"

"你觉得是否有可能结束这种'冷战'状态？如果有，可能需要做什么？"

在关系破裂阶段,双方的矛盾已经到了不可调和阶段,一方或双方想要结束当前难以忍受的关系,如夫妻关系、朋友关系、工作关系等。这时候关系破裂或许是个好结局。关系破裂会导致角色转换,治疗过程中要帮助来访者哀悼失去的角色,在新的角色中发展新的机会,建立新的联系。你可以这么说:

"你们的冲突/矛盾真的无法调和了吗?现在只能分开/离开了吗?你有什么打算吗?"

"如果分开以后,你怎么看待这段关系?"

一、第四次心理治疗

治疗开始,治疗师了解了M女士这周的情绪状态,HAMD-17评估为14分。

接下来,治疗师告知M女士今天治疗的主题是评估M女士和丈夫之间的关系,觉察自己的情绪。人际关系不会突然恶化,所有的角色冲突都会有一个发生、发展的过程,因此了解来访者何时第一次意识到这个问题及其应对方式就显得比较有意义,我们希望从中可以找到来访者的应对模式,以便于让治疗师更好地了解来访者。

"你第一次意识到你和丈夫之间存在冲突是什么时候?当时发生了什么?你的感受是怎么样的?"

原来,M女士和丈夫关系冲突的爆发是因为女儿成绩下降,是由两个人对孩子的教育理念不同导致的。丈夫一直推崇放养式教育,但M女士管得比较紧,认为小朋友没有自制力,要靠家长引导,孩子的每件事情都应有规定的时间和规定的完成标准。开始M女士负责女儿的教育,丈夫不太管。后来因为M女士工作忙碌,所以她把教育女儿的工作交给丈夫。女儿成绩下降明显,但丈夫仍然不愿意用M女士提供的方法,认为孩子自己有约束自己的能力。半年前,两个人发生激烈争执,M女士非常生气、愤怒。M女士觉得每个孩子的情况不一样,可能有的孩子有自制力,但自己家女儿肯定不是这一类型的,同时M女士也感到很委屈,每个人看待问题的角度不同,自己其实也是一心为了女儿,丈夫却这么不理解自己。两个人发生了激烈的争吵,丈夫把之前陈芝麻烂谷子的事都搬了出来,说M女士太强势,最后两个人不欢而散。

治疗师给予积极的共情,让M女士意识到产生这些情绪是非常正常的、合理的、被接受的。M女士这里说的"陈芝麻烂谷子的事"背后的意思可能是类似的事情经常发生,可能双方的应对方式也是和这次类似,显然这种方式无法应对现在的困难,所以治疗师希望通过进一步沟通找到两个人的相处模式及面对冲突时的应对方式。

"发生了这些事情,你完全有理由愤怒和委屈,任何人处在你的位置都会体验到这些情绪,这些情绪是一种正常的、有用的信号,提醒我们有些人伤害到了我们,如果我们不告诉对方自己的不舒服,对方可能没有意识且有可能继续用同样的方式对待我们。更重要的是,我们是否能觉察自己的情绪以及当我们有负性情绪出现时,我们如何处理这些情绪。"

"你说的陈芝麻烂谷子的事指的是哪些事,都发生了些什么,你们是怎么处理的?"

M女士说都是生活的琐事,比如买个家具,两个人意见不一致,但都不能说服对方,最后的结果大多是按M女士的想法做。M女士不喜欢事情在自己的掌控范围之外,很多时候自己也不知道怎么和对方沟通,还担心被拒绝,所以表现出了比较强势的一面。

"你们双方意识到这些问题了吗? 是否做过一些改变呢?"

M女士和丈夫谈过几次,双方也都愿意做出改变,但遇到实际问题时,两个人的互动模式又会在不经意间反复出现。

通过评估,确定M女士和丈夫的关系冲突处于再协商阶段,治疗的重点是帮M女士通过看清对关系的期待、调整沟通方式等来解决冲突。治疗结束时,M女士反馈自己之前从来没意识到这些问题,愿意学一些新的方法来改善和丈夫的关系。

在初期阶段,治疗师评估M女士的依恋类型是拒绝型,通过M女士和丈夫的人际交往模式也可以看出M女士认为他人是不可靠的,别人帮不了自己,对他人的亲密关系要求低,对他人的依赖程度低。所以,在以后的治疗过程中,M女士可能会以同样的方式对待治疗师，需要治疗师给予更多的共情和鼓励。评估依恋模式有利于治疗师更好地理解来访者，但不作为分析的主题。

二、第五次心理治疗

在治疗的开始，M女士反馈自己这周情绪变糟糕了，HAMD-17评估为15分。

M女士讲述自己在单位是销售经理，有时候业务压力非常大，这周团队给一个重要客户的报价单出错，客户非常生气，团队和客户周旋了很久，问题才得以解决，公司承担了部分损失。M女士周一在单位开了一天的会，回到家接近八点，发现丈夫在家刷手机，等她回来做饭。M女士当时非常不开心，随便做了几个菜，把女儿安置好。后来她发现阳台上的衣服也没收，这让她感觉心力交瘁，也不愿搭理丈夫。

在IPT治疗过程中，治疗师不仅要关注来访者在现实生活中发生了什么，更要关注来访者在这个过程中的感受及应对方式。沟通分析是IPT的一个核心技术，用来检查和识别人际沟通中的问题，有利于治疗师和来访者理解来访者的人际交往模式，促进改变。治疗师可以就一个具体的问题，使用沟通分析的技术，帮助来访者呈现自己的模式。治疗师可以做一些提问，比如你说了什么？他什么反应？你对此有什么感觉？你是如何回应的？

治疗师："当你在单位辛苦一天，回家后发现丈夫等你做饭，你是什么感受？"

M女士："很不高兴，和单位的事情比起来，家里这点儿事算什么呀，还等我回来做。"

治疗师："你的确有理由不高兴，除了不高兴，还有其他的感受吗？"

M女士："还会觉得有一点儿委屈，他都不知道主动关心我。"

治疗师："你觉得不高兴和委屈，那你是怎么做的呢？"

M女士："还能怎么做，去做饭了呗。"

治疗师："哦，我很好奇你丈夫知道你不高兴吗？知道你最近工作比较忙比较辛苦吗？他是什么反应？"

M女士："他应该知道吧，换成谁谁会高兴啊。我不太和他说工作的事，说了他也帮不上忙。我去做饭的时候他倒是想帮忙,但我看米饭都没蒸,气不打一处来,把他轰走了。"

治疗师:"你当时的感受一定很复杂吧?"

M 女士:"要气死了,等我炒菜也就算了,蒸饭这么简单的事情,应该自觉做了吧。"

治疗师:"类似的事情经常发生吗?"

M 女士:"有时会的,比如有时候我做好饭,他都不知道主动去摆碗筷,你说这么明显的事情,他怎么不自觉。"

治疗师:"似乎有些靠'自觉'做的事,他都没做,你和他提出来过吗? 你丈夫也意识到这是个问题吗?"

M 女士表示对她来说,给别人提要求很困难,很多时候自己能做就全部做了。但随着事情的增多,自己有些忙不过来了。在 M 女士和丈夫的沟通过程中,M 女士常常无法清楚地表达自己的需求或期望,希望对方"自觉",希望对方可以主动做些事情。但对于 M 女士来说"显而易见"的事,对于丈夫来说未必是。治疗师给 M 女士指出了这一点,如果持续这种沟通模式,M 女士只会越来越累,情绪越来越糟。

"对于和丈夫的关系,你的期待是什么? 对方的期待是什么? 你们知道彼此的期待吗?"

总的来说,两个人都希望可以互相理解和包容,遇到事情之后可以通过协商的方式解决。M 女士期望丈夫可以更主动、更自觉、更勤奋一些,有问题两个人一起承担。

"你说你想双方在有问题时一起承担,但似乎很多时候对方不知道你的想法。"

治疗师用澄清的技术,把这个沟通模式扩大化,让 M 女士看到旧的交流方式已无法处理当前的困难,需要做出改变。治疗师向 M 女士反馈了沟通和表达情绪的重要性:

"很多时候你不告诉对方,可能对方就接收不到你的需求,或者接收了错误信号。"

三、第六次心理治疗

治疗开始，治疗师开始了解M女士这周的情绪状态，HAMD-17得分为12分。

M女士说自己和老公沟通了家务的问题，但效果不理想，丈夫表面上答应，实际上不会记得做，或者做了一些，却达不到M女士的标准。M女士很生气自己要花额外的时间帮他"擦屁股"。

治疗师："你们是如何沟通的？"

M女士："吃饭的时候我告诉他我最近很累，我也需要照顾，希望他可以帮忙分担一些家务事。"

治疗师："当时你是什么感受？丈夫是什么反应？"

M女士："我觉得开口也没我想象的那么困难，说了也就说了。他说好的。"

治疗师："你可以开口表达自己的想法，是一个很大的进步。他说'好的'，你是怎么反应的？"

M女士："我当时挺开心的，但他也没有很大的改变。"

治疗师："你能多说些吗？"

M女士："他偶尔会帮忙收收衣服，但叠得不好，有些需要挂起来的他也不注意。有一次帮女儿检查作业，有个错误他竟然没发现。"

治疗师："你能多说些吗？"

M女士："我很生气，还不如我自己做，但想想又没必要，都是些琐事。"

治疗师："接下来你是怎么做的？"

M女士："衣服我重新理了一遍，至于女儿作业，我让他下次仔细些。"

治疗师："你丈夫什么反应？"

M女士："他好像也没说什么。"

在这个过程中，M女士做了一些积极的尝试，但方式不是特别好，治疗师不要评判对错，要和来访者一起分析整个沟通过程，以及在沟通过程中哪里出了问题，哪里需要改进。

后来M女士意识到叠衣服的事情可大可小，不会产生什么实质的影响，其实没有必要为了这件事生气。自己有时候检查女儿的作业也会出错,可能是对丈夫的要求和期望太高了。

接下来治疗师用角色扮演的方式和 M 女士呈现了和丈夫的沟通过程,治疗师扮演 M 女士,M 女士扮演丈夫。结束时 M 女士说自己之前从来没有意识到自己的态度会给对方造成这么大的压力,可能对方不主动做事情,也有自己的责任。

四、第七次心理治疗

治疗开始,M 女士主动说这周情绪明显好转,自己驾驭情绪的能力在提高,HAMD-17 评估分值为 7 分。

在本次治疗中,M 女士讨论了两个人的性格差别,丈夫偏感性,M 女士偏理性。M 女士的做事风格是不停地处理一件件事情,从结果中获得成就感和掌控感,但当事情解决不了或没朝自己期望的方向走时,她会经常反思自己是不是个废人。她一直要求自己做些建设性的事情,不太会娱乐,空闲时间宁可看些书来提高自己的眼界或寻找一些育儿的方法。而丈夫是个随遇而安的人,没有什么远大志向,也没有很多成绩,但过得比自己开心,也不像自己这么累。两个人从未明确过家庭分工,之前所有的事情都是两个人参与,后来 M 女士觉得自己做得更好,就不停地包揽更多的事情,以至现在丈夫和女儿觉得很多事理所应当是 M 女士做的。

就女儿的教育方式问题,两个人沟通后一起去咨询了专家,最后达成一致意见,有些方面要"放养式"教育,由丈夫负责,有些方面要严格教育培养良好习惯,由 M 女士负责。

IPT 不改变人格层面的问题,更多的是让来访者表达感受及学习如何处理关系,经历几次角色扮演,M 女士已经可以向丈夫表达自己的情绪和要求,丈夫也愿意承担更多的家庭责任。

五、第八次心理治疗

M 女士的 HAMD-17 评估分值为 5 分。

M女士和丈夫认真谈了二胎的事情，之前丈夫以为M女士只是怕影响自己的工作，M女士和丈夫表达了自己综合身体、家庭经济、女儿、双方老人、工作等多个因素后的考虑，表达了自己的担忧。两个人详谈了2次后，最终达成一致意见，不要二胎。M女士称悬在心里的一块石头终于放下了。

M女士表示，通过和丈夫的互动她学会了如何表达情绪和沟通，治疗师鼓励M女士可以把这种技术应用到日常人际交往和工作中。M女士称自己在朋友面前很少表达自己的情绪，更多时候是个倾听者，因为她担心和别人说太多负性的东西后别人会认为自己是个消极的人。工作和有女儿后，她和朋友交往的时间并不多，偶尔会主动和王丹联系，王丹也比较关心她，因此她可以慢慢发展朋友圈。

治疗师不断肯定并鼓励M女士，帮助她扩大社交圈。

六、第九次心理治疗

M女士的HAMD-17评估分值为3分。

M女士和王丹说了自己目前的情况。让M女士吃惊的是，王丹想要下周来拜访她，这让她感到被关怀和被爱。M女士也开始向领导Linda和客户适度表达自己的想法和感受，工作也有些小的调整。

治疗师把M女士的情绪改变和人际关系的改善联系起来，继续用角色扮演、沟通分析、澄清和决策分析等技术来帮助M女士改善人际关系，增加她的社会支持。

"现在我们都有哪些选择，每个选择的优点是什么？缺点是什么？"

"你希望在这种人际关系中发生什么？怎么做才能实现这个目标？"

由于治疗师和M女士约定了共10次的心理治疗，在第九次治疗时治疗师提醒M女士还剩最后两次治疗，让M女士有心理准备，避免一下子切断关系。

第三节　终止阶段

在实际治疗结束的前几周,治疗师就要和来访者提及治疗即将结束,因为治疗结束也会引发角色转换。在治疗结束阶段,治疗师需要和来访者一起回顾整个治疗过程以及治疗目标是否实现。如果来访者有所改善,要强调这是来访者的功劳,并鼓励继续改善,让他有一种对自己状态的掌控感。如果来访者仍有症状,治疗师应和来访者讨论进一步的治疗方案,是维持治疗、调整药物还是使用其他的心理治疗方法。

一、第十次心理治疗

在最后一次心理治疗中,治疗师和 M 女士回顾了整个治疗过程和她学到的技术,基本完成了治疗目标。治疗师强调人际关系和情绪的联系,并不断认可 M 女士在这个过程中做出的努力和改变。

治疗师表达了面对治疗结束时的感受,也邀请 M 女士做表达,进一步强调了觉察、表达和管理情绪的重要性。

最后治疗师和 M 女士讲解了复发的早期症状及求助途径,讨论了维持治疗的可能性。治疗师在 1 个月和 2 个月后各安排了一次 20 分钟的短暂面谈,让 M 女士汇报自己的情绪和近况。

完成 IPT 治疗后,M 女士的 HAMD-17 评分由 20 分减至 2 分,她已无抑郁症状。

在之后的 2 个月,M 女士情绪持续好转,和丈夫的关系也持续改善。M 女士认为自己已恢复正常生活,有能力应对现实问题,主动结束治疗。

二、总结

IPT 是一种操作性强、限时聚焦、具有循证医学理论依据的心理治疗技术,它通过聚焦于人际关系,来缓解抑郁情绪,改善人际功能以及增加社会支持。IPT 在应用于角色冲突时,主要的任务包括:①识别角色冲突及所处阶段(再协商阶段、僵持阶段和关系破裂阶段);②选择行动计划;③调整期待或错误的沟通方式以使问题得以解决。在治疗过程中,治疗师应与来访者建立良好的治疗联盟,运用直接引导、澄清、鼓励情感宣泄、沟通分析、决策分析、角色扮演等技术帮助来访者觉察和表达自己的感受,提高人际交往能力,增加社会支持。

(骆艳丽,孙霞)

第五章

角色转换的 IPT 治疗

本章摘要

本章通过一个抑郁情绪与角色转换相关联的案例,向读者展示了IPT治疗技术在角色转换领域的应用。IPT在应用于角色转换领域时的主要目标是去理解这个转变对来访者来说意味着什么:来访者丧失了什么,新的情况下需要什么,获得了什么,来访者和其他与这个转变有关的人有什么期待,以及来访者是否有能力满足自己及他人的期待。主要的策略是帮助来访者处理角色转换所带来的问题:①放弃旧的角色;②哀悼旧的角色:将悲伤、内疚、愤怒、无能为力以及对丧失的害怕等情绪释放和表达出来;③学习新技巧,探索变化所带来的成长机会;④发掘新的人际关系和支持团体;⑤正视新角色的好的方面。

Summary

This chapter demonstrates the application of IPT in role transitions area through a case of depression and role transitions. When interpersonal psychotherapy is applied in role transitions, the main aims are to understand what it means to the client: what the client has lost, what the new situation demands, what might be gained, what expectations the person and others have in relation to the change, and how capable the person feels of meeting them. Five tasks help the client manage role transition problems: ①giving up the old role; ②mourning the old role: expressing sadness, guilt, anger, powerlessness, and fear about the loss; ③ acquiring new skills, exploring opportunities for growth due to the change; ④developing new attachments and support groups; ⑤recognizing the positive aspects of the new role.

"我做了妈妈,照顾不好自己的孩子,我觉得自己很没用,我不是个称职的妈妈,我整晚睡不着,总是担心孩子万一醒来哭,我听不到。"

"我一个月前升职了,可是我觉得自己根本不能胜任现在的工作,我觉得自己不配,其他人都在等着看我的笑话。"

"我从乡下考到这里来当老师,别人都很羡慕我,可是我觉得自己根本不适合待在这里,在这里我什么都不是,我根本不应该来这里。"

"我不久前被医生诊断患了乳腺癌,我不想拖累我的丈夫和儿子,治病会花很多钱,而且可能钱花了我的命也保不住,我不想再治疗了。"

在心理治疗的实践中,我经常听到我的来访者这样对我说。他们都是在应对生活变化时感到了困难,情绪也受到了影响,需要作一些行为上的改变,或者需要调整一些亲密的关系,抑郁也在这时随之产生。

这些改变可能是很快发生的,比如离婚或者成为单身;也可能是温和而平缓的,比如婴儿出生,为人父母后个人自由的丧失,退休或者社会、工作角色的改变,尤其是那些使自己社会地位降低的改变。搬家、就职、离家、罹患严重疾病、经济状况改变、由于疾病导致的家庭变化(比如因父母或者配偶生病而需要承担更多的责任)等都是生活角色变化的例子。

即使变化是好的,很多人也未必能因此而享受生活。比如期待中的婴儿的诞生,或者工作的升迁。面对一个扰乱生活、很令人心烦的生活变化,抑郁易感者可能会抑郁发作。角色转换有两方面会令人沮丧。一方面是旧的已习惯的角色的丧失,这有可能引起一种压抑的怀旧之情("如果我能回到过去该多好啊"或者"以前还是挺好的"),也反映出曾经拥有的社会支持的破裂。另一方面,个体对新的不熟悉的角色也会感到焦虑和压抑,看起来这些是无法抗拒、令人不悦的。这样一来,来访者会将这种转变看成是双重负性的。

在这一章中，我们将会讨论人际心理治疗(IPT)在角色转换中的应用。

案例介绍

L女士，今年40岁，是两个孩子的妈妈，生下小女儿才4个月，因为情绪低落、兴趣减退、自责等在丈夫的陪同下前来就诊。她总是担心小女儿的健康、睡眠、母乳喂养等问题，在照顾小女儿的过程中她感到心力交瘁、力不从心。她已经近1个月无法入眠，即使睡着了也会醒来好几次。她的食欲也明显减退，但是为了能给小女儿足够的母乳，又勉强自己进食。她在抑郁焦虑门诊被明确诊断为抑郁症，医生判断她需要服用药物并配合心理治疗，但L女士坚持要继续给小女儿母乳喂养，故拒绝服药，但是愿意接受心理治疗。

第一节　初始阶段

一、目标

（1）详细、全面地评估来访者的情况，完成人际关系清单，完成初步的个案概念化；

（2）对角色转换命名，将来访者当前的抑郁与来访者再次做了妈妈这个角色转换联系起来；

（3）制订治疗计划；

（4）获得来访者对个案概念化和治疗计划的知情同意。

二、主要技术和策略

治疗师在 1～3 次的访谈里，详细评估来访者的患病经过，建立人际关系清单，将人际问题概念化，确定 IPT 的聚焦领域。在评估的过程中，赋予病人角色，推荐采用抑郁评估量表，包括 PHQ-9（Spitzer et al., 1999）和 HAMD-17 或 HAMD-24（Hamilton, 1960）。PHQ-9 可以在每一次会见治疗师前由来访者自己填写，而 HAMD 则建议治疗师在初始阶段、中期阶段及终止治疗时替来访者作出评估。

在 IPT 的问题领域中角色转换的定义比较广泛、灵活，IPT 治疗师经常把那些没有经历过生命中重要亲人、朋友的死亡，以及那些生活中不存在紧张的角色冲突的来访者确定至角色转换领域。

三、第一次心理治疗

L 女士按照约定时间，来到心理治疗室。她带来了在家里事先填写好的 PHQ-9。分数为 18 分，代表中重度抑郁。治疗师看到 L 女士满脸倦容，有明显的黑眼圈，表情抑郁。

治疗师首先欢迎L女士的到来,向L女士讲解了治疗的模式和时间,包括每周会面一次,每次约50分钟,整个疗程为12次,如果在治疗过程中来访者或治疗师因事需要更改时间,可以提前通知对方。治疗师询问来访者之前是否曾接受过心理治疗,当来访者表示没有后,治疗师简单解释了心理治疗的主要工作方式,即治疗师应用专门的技术来帮助来访者解决困扰的过程。治疗师也简单介绍了即将跟来访者进行的治疗为人际心理治疗(IPT),并对IPT做了简单的介绍。

接下来治疗师使用开放式问题,让L女士讲讲当她开始感到抑郁时家庭和社会生活中发生了哪些变化,并告诉L女士,治疗师会和她一起探索这些变化是如何影响她的。

L女士很清晰地知道自己是在小女儿出生后慢慢变得抑郁的,她花了大部分时间照顾小女儿,这让她觉得很累。小女儿与大女儿小时候不同,她从出生起就一直夜里睡得不安稳,晚上要醒来好几次,这让L女士很担心。她担心因为自己是高龄产妇,小女儿可能先天发育不好,所以很难照顾。同时L女士也觉得很辛苦,晚上醒来多次,睡眠受到严重影响。

大女儿今年上初中了,对于学校生活还很不适应,为此常常在家里发脾气,作业做到很晚,有时早餐也不吃就去上学,L女士为此也很苦恼。她希望能帮助大女儿尽快适应初中生活,但是发现好像没有什么好的办法。近来大女儿跟她的沟通越来越少了,她觉得是因为女儿觉得妈妈帮助不了她。为此,L女士很自责,觉得自己当初不应该生小女儿,不然也不至于既照顾不好小女儿也没有足够的精力去关注大女儿的成长。

丈夫虽然会在下班后主动买菜、做饭、做家务,但是在照顾小女儿方面帮不上什么忙。在大女儿的教育问题上,L女士和她丈夫的意见一直有些不一致,最近这种情况似乎更加严重了。

治疗师让L女士注意到她的生活确实发生了变化:小女儿出生了,大女儿上初中了,她和丈夫在大女儿的教育问题上有些意见不一致,这种不一致在大女儿上中学后变得更加明显。L女士在应对这些生活变化时感到有困难,情绪也受到了影响。治疗师告诉她,她可能需要作一些行为上的改变,或者需要调整一些亲密的关系,并表示愿意陪着L女士一起去探索可以做什么样的改变和调整。

因为治疗师同时也是为来访者看诊的精神科医师,在门诊时已经了解了来访者的病史,并做出了抑郁症的诊断。治疗师接下来结合L女士此次带来的PHQ-9得分(18分,提示中重度抑郁),向L女士解释:"你的生活发生了一些变化,这些变化让你适应起来有些困难,很多人像你一样,在经历生活中的大的变化时,会出现情绪低落、睡眠差、食欲差等症状,这些症状表明你患了抑郁症,它是一种疾病,一种可治疗的疾病,就像糖尿病、高血压一样,得了这种病并不是你的错,你可能感觉到绝望,但绝望是抑郁的症状之一,抑郁症是可以治疗的。"

最后治疗师对L女士说明每次治疗前她都要完成PHQ-9的填写,以此来帮助治疗师和她共同评估治疗的进展。

四、第二次心理治疗

L女士的PHQ-9评分为16分。此次访谈的任务主要聚焦在:治疗师和来访者一起回顾来访者生活中的重要人物,全面了解来访者与其他人的关系,明确来访者人际关系的质量,帮助来访者看清自己的人际关系状态(见图5-1),帮助治疗师和来访者一起确定人际关系问题领域。

"我们使用一个工具——人际关系清单来评估你当前的人际关系。我在这张纸上画上同心圆,最中间代表你自己,越内圈表示和你的关系越亲近,越外圈表示关系越疏远。你能列出来7~8个名字,然后在纸上标出和你的关系吗?"

要逐一和来访者探讨这些关系,尤其要注意有些该亲近的关系放在了很疏远的位置,或该疏远的关系放在了亲近的位置。

为了提高治疗的效率,治疗师可以选择聚焦于来访者当前生活中的那些活跃的关系,而不必过于详尽地了解来访者的成长史。

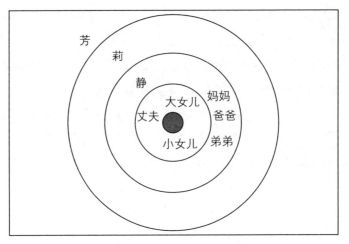

图5-1　L女士的人际关系清单

治疗师可以通过问以下的问题开始访谈:

治疗师:"你与谁住在一起?"

L女士:"我和我的丈夫及两个女儿住在一起。"

治疗师:"最近你向谁倾诉了你的困扰?"

L女士:"我的丈夫和我的一两个好朋友。"

治疗师:"告诉我你工作中那些重要的人。"

L女士:"我目前在休假中,没有工作,上班的时候与两个同事关系很好,与领导关系也还可以。"

治疗师:"在这一周你经常与谁联络?"

L女士:"除了我的丈夫、大女儿,我没有跟任何人联络。"

治疗师:"你和你的父母关系如何?"

L女士:"还好,但不亲密。"

L女士与父母的关系尚可,但不是很亲近,因为L女士小的时候父母为了家庭生计努力工作,基本不怎么管L女士及其弟弟。L女士从上初中开始就基本寄宿在学校,所以跟母亲和父亲都不是很亲近。但在L女士心里,父母都是很好的,只是他们迫于现实的原因没有办法给她和弟弟更好的照顾。在生活习惯方面,L女士因为长年离开家乡在外地生活,与父母也有很多不同。L女士不愿意把自己当前的困难告诉父母,因为觉得他们帮不上什么忙,也不想让他们为自己担心。

L女士与弟弟的关系也不错,他们会在一些重大的事情上互相支持,比如买房等。但是因为自L女士读大学起她与弟弟就在不同的城市生活,各自成家后,联络就变少了,平时也沟通不多,因此她与弟弟不是很亲近。

L女士与丈夫的关系是最亲近的,他们已经结婚13年了,丈夫能给她一定的理解和支持。L女士很信任丈夫,在家务方面也对丈夫有些依赖。L女士不太会做饭,因此自结婚以来大部分时候都是丈夫做饭。丈夫很细心也很体贴,但是有些固执,喜欢做主,有时会不考虑L女士的感受自己做决定。在大女儿的教育问题上他们一直有些不同的意见,在大女儿进入初中后,丈夫与女儿的关系变得紧张,常常发生争执。

L女士与大女儿的关系很好,女儿总跟她有说不完的话,但是自从上了初中后,女儿似乎变得不那么爱讲话了,情绪也不像以前那么稳定了。小女儿出生后L女士觉得自己和大女儿的关系变得疏远了,因为她把大部分时间都花在照顾小女儿上了。

静是L女士最好的朋友,她们在读大学的时候就认识了,而且一直关系都很好。她们有时会约着一起聊天、喝茶、看电影等,L女士能与静说很私密的事情,觉得她与静在心理上距离很近。只是静平时工作很忙,L女士生了小女儿后大部分时间都留在家里照顾小女儿,所以她们已经很久没有一起聚过了,平时的联系也不多。

莉是L女士的同事也是朋友。莉是个非常单纯和善良的女士,她比L女士小8岁,她总向L女士请教工作上的事,她们在工作上会互相帮助,L女士很喜欢这个像妹妹一样的朋友。但是除了工作上的事外,L女士从来不会向莉说自己的苦恼,她觉得她们只能是工作场合的朋友。L女士目前在休产假,所以暂停了工作,在L女士刚刚开始休假时,她们还时不时因为工作上的事打电话联系,顺便聊聊彼此的近况,但随着L女士休假时间的延长,她们的联系很少了。

从L女士的成长背景和人际关系清单,治疗师了解到她跟丈夫有很亲密的关系,但也有一些令她不满意的地方。她和大女儿的关系以前也很亲近,但是小女儿出生后,因为L女士大部分时间都花在了照顾小女儿上,加上她的抑郁情绪,她与大女儿的关系有些疏远了。她有两个比较要好的朋友,一个工作很忙,一个不是很亲近,所以L女士与她们的联系都不多。父母和弟弟因为住在不同的城市,能给予L女士的支持也很有限。

L女士的人际关系中没有明显的角色冲突,近期也没有经历过生命中重要亲人、朋友的死亡,治疗师开始将L女士的问题领域考虑为角色转换。但这需要在和来访者分享了治疗师的初步概念化后才能最终由来访者来确定。

同时治疗师在此次访谈中应用了赋予来访者病人角色的技术。治疗师告诉L女士:

"如果有些事情你现在做不了,比如你不能独自照顾小女儿,无法亲力亲为白天黑夜地照料她,那是因为你患上了抑郁症,那并不是你的错,因为你病了。然而,病人需要承担病人的责任来帮助自己好起来。比如你要每次按时来这里做治疗,跟治疗师合作让你的情绪好起来。"

L女士认可医生"抑郁症"的诊断,并表示愿意配合治疗师积极治疗。

五、第三次心理治疗

L女士的PHQ-9评分为14分。根据前两次的访谈,治疗师对来访者的疾病有了初步的理解,完成了初步的人际问题概念化。此次治疗师需要把对这种个案概念化的理解反馈给来访者,并和她一起讨论,制订治疗目标。

治疗师引导L女士在人际问题概念化图表上写出影响自己情绪的不同因素(见图5-2),然后反馈给L女士。

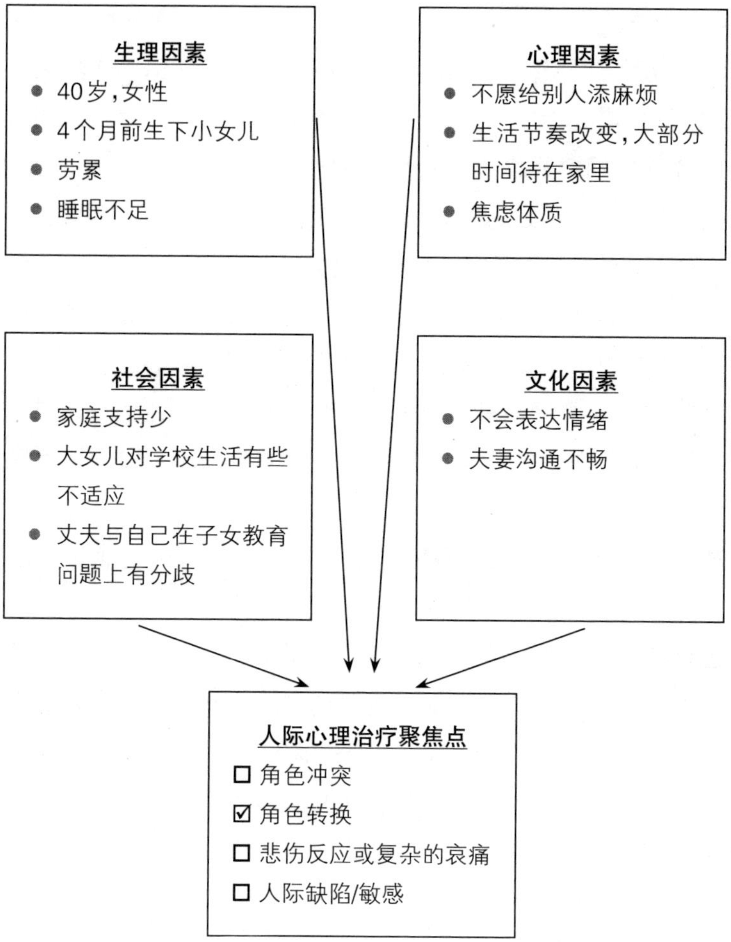

```
┌─────────────────────────┐        ┌─────────────────────────┐
│       生理因素           │        │       心理因素           │
│  ● 40岁,女性             │        │  ● 不愿给别人添麻烦      │
│  ● 4个月前生下小女儿     │        │  ● 生活节奏改变,大部分   │
│  ● 劳累                  │        │    时间待在家里          │
│  ● 睡眠不足              │        │  ● 焦虑体质              │
└─────────────────────────┘        └─────────────────────────┘

┌─────────────────────────┐        ┌─────────────────────────┐
│       社会因素           │        │       文化因素           │
│  ● 家庭支持少            │        │  ● 不会表达情绪          │
│  ● 大女儿对学校生活有些  │        │  ● 夫妻沟通不畅          │
│    不适应                │        │                          │
│  ● 丈夫与自己在子女教育  │        │                          │
│    问题上有分歧          │        │                          │
└─────────────────────────┘        └─────────────────────────┘

              ┌───────────────────────────────┐
              │      人际心理治疗聚焦点        │
              │  □ 角色冲突                    │
              │  ☑ 角色转换                    │
              │  □ 悲伤反应或复杂的哀痛        │
              │  □ 人际缺陷/敏感               │
              └───────────────────────────────┘
```

图5-2　L女士的个案概念化图表及人际心理治疗聚焦点

"在过去的几次访谈中,你提供了很多有用的信息,这些信息有利于我去了解你。接下来我想给你一些反馈:我们认为,抑郁情绪和生活中的一些变化有关,常见的有四个类型:角色冲突,指的是和生活中重要的其他人之间有纠纷或争执;复杂悲伤,比如亲密的家人去世等;角色转换,比如进入新环境、家里有新成员出生等;最后一种是人际缺陷,指的是缺少人际关系技能。我们将会一起寻找一个最贴合你情况的类型,然后聚焦在这一种类型上进行工作。你觉得你的抑郁情绪主要和哪个类型相关？"

人际心理治疗强调将情绪问题与人际关系关联起来，认为人际关系的改善有利于情绪的恢复。需要治疗师注意的是，聚焦的问题领域一定是来访者自己的选择。当来访者分辨问题领域有困难时，治疗师可以做适当引导，但不能主观决定。L女士认为她的生活近来发生了一些变化，这些变化让她适应起来有些困难。L女士认为自己应该聚焦于小女儿的出生以及大女儿上初中的不适应等问题带给她的冲击上，和治疗师讨论后决定把角色转换设为聚焦的问题领域。

"所以，接下来的6～7次治疗中，我们把治疗的焦点聚焦于探索你需要做哪些行为上的改变，或者需要调整一些什么样的亲密关系，来让情绪好起来。"

治疗角色转换相关的抑郁症的目标是去理解这种转变对来访者来说意味着什么：来访者丧失了什么，新的情况下需要什么，来访者获得了什么，来访者和其他与这个转变有关的人有什么期待，以及来访者是否有能力满足自己及他人的期待。

并不是所有的转变都是负面的，但是抑郁的来访者倾向于只注意改变的负面内容而忽视改变的益处。一次原本希望得到的职位升迁可能会带来责任和独立的矛盾。这个被升迁的人可能已习惯一个较低的或责任不那么大的职位，可能会因为超过了旁人而感到内疚，或者与之前的同事有隔阂的感觉，因为之前和同事是友好相处的，但现在要督管和考核他们。角色的转变会导致朋友或亲密关系的丧失，并且需要新的工作技能。角色转换如果是自己不想要的，那会更困难。

抑郁的来访者很可能会怀念改变之前的那种美妙的时光，而将现在的转变看成是一种创伤，以及把转变所带来的后果和将来的一切想象为可怕的、痛苦的和混乱不堪的状况。事态失去控制，呈自由落体一般（如图5-3）。这反映了来访者在旧的和新的角色中的心境，而并不是角色本身的现实状况。治疗师的目标是帮助来访者不仅要哀悼改变角色后所失去的东西（比如单身、久居故乡、健康），而且要看清楚看起来美妙的旧时光的局限性和难处。相应地，治疗师还需要帮助来访者在认可新角色所带来的困难和痛苦（比如结婚、搬迁至一个新城市、患病、新生儿出生）的同时，也去发现在适应新角色后能拥有的潜在的优势。

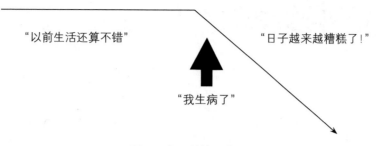

"以前生活还算不错"　"日子越来越糟糕了！"

"我生病了"

图5-3　角色转换示意图

最后治疗师和L女士一起制订了治疗目标。

初始阶段结束,治疗进入中期阶段。

第二节　中期阶段

一、目标

（1）帮助来访者哀悼角色转换后她所失去的东西，看清楚旧时光的局限性和难处；

（2）帮助来访者接纳新角色所带来的困难和痛苦（比如小女儿出生、大女儿初中生活不适应等）；

（3）帮助来访者发现在适应新角色后能拥有的潜在的优势。

二、主要技术和策略

（1）放弃旧的角色；

（2）哀悼旧的角色：将悲伤、内疚、愤怒、无能为力以及对丧失的害怕等情绪释放和表达出来；

（3）学习新技巧，探索变化所带来的成长的机会；

（4）发掘新的人际关系和支持团体，正视新角色的好的方面。

以上策略相互交织，来访者需要花时间逐渐完善。无论来访者是否能在一个IPT疗程中达成目标，她或多或少都会获得些有意义的成就，这足以减轻她的抑郁症状，并且有助于来访者获得对自身目前状况的掌控感。

三、第四次心理治疗

抑郁的来访者倾向于夸大旧状况的好处，将先前的不愉快和阴暗面尽量最小化。与此同时，他们会将新角色看作是糟糕透顶的，会忽略其现有的和潜在的好处。例如：一段失败的、不幸福的婚姻会因为当事人无法接受离婚或单身父母的现实而被认为是理想化的。新妈妈角色的承担意味着为人父母以前的角色的丧失。

"当你开始感觉抑郁时生活中有什么变化吗？ 你觉得这种巨变是否与你的抑郁有关呢？"

L女士的PHQ-9评分为14分。我们一起回顾了L女士的生活变化以及每天的日常活动,发现她每天非常忙碌,在家里做了很多事(从早上起来就做大量的清洗工作,还要为大女儿做早餐等),非常辛苦。她的一整天都在围着小女儿转,小女儿几乎占据了L女士的全部时间,甚至是晚上睡觉的时间。IPT治疗师帮助L女士将她的抑郁发作与小女儿的出生关联起来。尽管小女儿的出生是积极的、令人期待的,但如此辛苦和忙碌的生活以及睡眠不足的情况是她没有预见到的问题。治疗师帮助她看到这种关联,然后寻找方法来解决这些问题。

"在小女儿出生前你的生活状况是怎样的？ 它有什么好的方面？ 什么地方值得你怀念？"

大女儿11岁了,读小学六年级,平日里女儿上学,L女士和丈夫上班。丈夫上班的地方离家很近,下班后会第一时间回家做饭,L女士负责洗碗、收拾卫生等。饭后他们会一起去楼下的花园散步,女儿和她的小伙伴们打球、玩耍。L女士的工作虽然有时很忙,但大部分时间还算顺利,L女士也喜欢自己的工作,在工作中有成就感。女儿成绩优异,学习主动性良好。丈夫很照顾自己。那时L女士觉得日子很清闲,也很有规律。

"过去这个角色中有什么情况是不太理想的？ 有什么你不喜欢的地方？"

L女士有一个弟弟,她跟弟弟感情很好,和弟弟一起长大的日子中有很多美好的回忆。L女士很喜欢孩子,在女儿6岁时就非常想再有一个孩子,但那个时候L女士和丈夫都不是独生子女,不符合国家生二胎的政策要求。L女士一直因为只有一个孩子而觉得有些遗憾,觉得大女儿很孤单,自己也很想重新体验做妈妈的感觉。

后来,国家二胎政策实施,L女士和丈夫第一时间决定要再生一个孩子,希望女儿能有个弟弟或者妹妹,她能再次体验做母亲的快乐。L女士的怀孕及生育过程并不顺利,她在成功生下小女儿前有过两次稽留流产的经历,这两次经历令她有些灰心，但那时并没有明显的情绪低落，只是对于再次怀孕充满了担忧。幸运的是，1年前她顺利地怀孕了，并在担忧中度过了头3个月。怀孕期间L女士也曾后悔过，因为自己是高龄孕妇，所以她一直担心胎儿的健康。孕后期L女士很辛苦，她觉得可能是因为年龄大了的缘故。

在大女儿的教育上她和丈夫也有些冲突，尤其在大女儿的数学学习方面。因为丈夫读书时在数学方面比较擅长，L女士期望丈夫能在大女儿的数学学习方面给予一些帮助和指导，但是丈夫不愿意这样做。丈夫认为学习是孩子自己的事，不必管得太多，而且大女儿的数学成绩只是一般，并没有落后。为此，L女士与丈夫有些矛盾。L女士担心如果不在大女儿第一次学习新知识时，就确保学扎实的话，将来大女儿在数学方面可能会越来越差。所以，L女士有时会自己学习大女儿的数学课程，然后在数学作业方面帮助大女儿。大女儿上初中后科目增多，开始拒绝再上校外的培训班，所以大女儿和班上成绩优异的同学在数学方面有明显的差距。为此，每次考试后L女士都会担心一阵子。

大女儿开始玩游戏了，而且每天都希望能打游戏，为此L女士与大女儿有些冲突。L女士发现大女儿自从开始打游戏后，情绪变得很容易烦躁，因为打游戏花去了不少时间，所以大女儿有时做作业做到很晚，这让大女儿有些睡眠不足，早上起来后情绪很容易烦躁。

四、第五次心理治疗

放弃旧状况时人们会体验失去的感觉，会启动一个哀悼过程。为了促进这个过程，治疗师需要倾听并引导出由于角色转换所带来的感受，比如内疚、失望、沮丧等。在来访者对旧角色丧失的相关情绪有所宣泄之后，治疗师可以帮助她去开发一种能平衡旧角色和未知新角色的新的情绪反应，去同时识别每个角色的正反两方面。

"就你目前的情况而言，你有什么令人苦恼的地方呢？"

在本次治疗中，L女士的PHQ-9评分为13分。L女士最近常常感到后悔，她觉得自己不应该生下小女儿，她觉得自己根本没有能力将小女儿抚养成人。她认为小女儿常常在夜里哭,很可能是因为先天发育不好,虽然医生说小女儿很健康,但她总认为因为自己是高龄怀孕生产,孩子可能不如更年轻的妈妈生下的孩子那样健康。同时她也觉得自己精力不济,常常感到疲倦,根本没有能力照顾好孩子。

大女儿今年上初中了,作业一下子增加了很多,常常因为未能及时完成作业而发脾气,和父母起冲突。大女儿说她不喜欢新同学,会埋怨L女士不关心自己,只关心妹妹。L女士为此感到自责,她觉得如果自己没有生小女儿的话,现在就有更多精力照顾大女儿,自己也不会像现在这样辛苦。以前L女士和大女儿相处融洽,现在大女儿似乎不怎么与L女士交流了,L女士也很担心大女儿的心理状况。

治疗师:"有什么会让你感觉更好点儿? ……为此你可以做些什么呢? ……你具体需要怎样做呢?"

来访者:"如果小女儿能够在夜里睡得安稳一些,大女儿的情绪能好一些,能够更顺利高效地写作业并且早点睡觉,那情况可能会好一些。如果我丈夫能分担得更多一些,那情况也可能会好一些,如果能给自己放几天假,好好休息几天,情况可能会好些。"

来访者:"我可以先跟我丈夫沟通一下,看看他有什么好的办法,或者我也可以问问我朋友的建议。"

来访者:"我今晚就跟丈夫好好谈谈,周末的时候我可以请朋友到我家里来聊聊。"

治疗师鼓励L女士在本次治疗结束后就去做,并且通过角色扮演的方式,在治疗室里和L女士练习了与丈夫的沟通过程。治疗师提醒L女士多向丈夫表达自己的感受,并且直接表示出自己需要丈夫的支持和理解,看看她能从丈夫那里得到哪些帮助和指导,并约好下次治疗时再来谈。

五、第六次心理治疗

为了解决角色转换问题,来访者需要明确表达自己的愿望和主张,比如在职场中要求涨工资或者升职,在新的社交圈中想交新朋友,对那些惹怒自己的人说"不"等。角色扮演能帮助来访者装备自己。

在本次治疗中，L女士的PHQ-9评分为11分。L女士向丈夫诉说了她最近总是感到后悔和担心，觉得自己不应该生下小女儿，觉得自己根本没有能力将小女儿抚养成人；她认为小女儿常常在夜里哭，很可能是先天发育不好；同时她也觉得自己精力不济，常常感到疲倦，根本没有能力照顾好孩子。她还跟丈夫表示她觉得很累，希望丈夫在照顾孩子方面给予她更多实质性的支持和理解。

丈夫表示非常理解L女士并拥抱了她，他安慰L女士小女儿其实很健康，他知道L女士很辛苦，并对L女士说感谢她为家庭和孩子的付出。丈夫承诺近期会想办法每天尽早回家，帮助L女士一起照顾两个女儿，并和L女士商量是否请个人来帮忙一段时间。为了减轻L女士对小女儿健康的担忧，丈夫特意带着L女士去咨询了儿科专家。L女士得知每个孩子是各不相同的，小女儿的情况很正常，随着年龄的增长，孩子会自然而然地安睡一整晚。L女士变得安心了一些。

最终，L女士和丈夫决定去家政服务机构请一个人来帮忙。她按照自己的标准提出了要求，并且很快找到了一个保姆。这让L女士获得了实质的帮助，她的睡眠很快改善了，即使小女儿仍然会在夜里哭，她也没有那么担心了。因为有个人帮忙了，她也没有那么累了，有时她还会在中午休息一会儿。她的情绪也明显有了改善。

六、第七次心理治疗

发展新技能是角色转换恢复过程中很重要的一部分。治疗师不是一个职业顾问，不需要帮助来访者得到一份不同的工作，但是可以帮助他们探索那些妨碍他们适应新形势、获得新技能、建立新关系、找到新朋友的情绪反应。这有助于来访者真实地评估他们管理角色转换的能力。讨论实际状况(比如找公寓、适应新环境、找工作、觅新友)极其有用。让来访者想想自己到底有哪些选择，能找到哪些支持。治疗师可以帮助来访者反复排练对各种困难状况的处理情境，这会降低其抑郁状态下的不现实的恐惧。

在本次治疗中，L女士的PHQ-9评分为9分。尽管L女士对小女儿的健康的担忧减轻了一些，但是治疗师发现她还是过于担忧了。治疗师建议L女士可以去参加一些社区及医院开设的新手妈妈课程,让她了解更多的关于新生儿的养育知识。但是L女士觉得如果自己去的话会很尴尬,因为她已经不是第一次做妈妈了,而且绝大多数上课的新手妈妈都比自己年轻。治疗师对此表示理解,并告诉L女士她可能会从课程上获得帮助,也可能会遇到跟她一样的二胎妈妈。治疗师鼓励她可以去尝试一次,如果她觉得很尴尬可以不再去。

在治疗师的鼓励下,L女士去上了一些新手妈妈课程,了解到每个新生儿都是不同的。L女士得知婴儿从一出生就是有差别的,有些孩子可能会在夜里反复醒来,有些醒来的次数则会少一些,通常婴儿都会在逐渐长大的过程中睡得越来越安稳,最后他们就能通宵安稳睡觉了。在课上学到的这些知识让L女士的焦虑进一步减轻了,她开始相信小女儿很健康,她之所以夜里醒来的次数多可能与个性有关,也可能是自己太焦虑了,其实不必太担心。她开始比以前睡得更好,有时即使小女儿哭了,她也会让保姆第一时间去照顾。

幸运的是,她还在新手妈妈课堂上认识了两位跟她年纪相仿的二胎妈妈,她们互相加了微信,开始在微信里交流一些育儿的知识和经验,互相鼓励和支持,还相约在天气好的时候,一起带孩子去公园里散步。

七、第八次心理治疗

向新角色的过渡(换新工作、搬入新公寓、组建新家庭、变成单身父母、重新做母亲)同时意味着新的朋友圈、新的社会支持网络或与老朋友关系的变化。由于对新情况或新人际关系所带来的好处并不熟悉,所以新情况或新人际关系第一眼看上去可能没有那么令人满意。这时可以给来访者提供以下信息:

"改变是困难的,但是可以处理好。当你身处抑郁之中时,往往只能观其表而不能体会其真正的益处。改变有时挺可怕,但很多时候也会有很多好处。"

在本次治疗中,L女士的PHQ-9评分为6分。L女士的情况在持续地好转,虽然有时她会怀疑,但她始终在尝试。她已经渐渐能很好地适应在照顾小女儿的同时也照顾好自己了。L女士会和在新手妈妈课堂上认识的新朋友们保持联系,她还主动邀请她以前的朋友小聚,并告诉她们自己预计近三年都会较以前少参加她们的聚会，不过她会尽可能在一个月之内至少参加一次，希望她们有什么新鲜事还是要告诉她，她希望跟朋友们保持联络。在这次聚会中她感受到朋友们都很理解她的辛苦，也给她出了很多的好主意。她们也表达了对L女士的羡慕，觉得有两个孩子真好，并鼓励L女士情况很快就会好起来，随着孩子的长大她会有很多乐趣。她们一起回忆各自当初带孩子的快乐经验，并表示如果L女士需要，她们很乐意帮忙照顾她的小女儿。

八、第九次心理治疗

在本次治疗中，L女士的PHQ-9评分为3分，抑郁评分持续下降。每次治疗师都会根据PHQ-9评分告知L女士目前抑郁好转的现象。L女士希望能和治疗师一起探索解决她对大女儿的担忧。她应用了很多在前面治疗访谈中学到的方法，她已经能够主动积极去诉说她对大女儿的各种担忧，并能从老师、大女儿班上同学的家长以及治疗师那里寻求咨询、指导和帮助了。她开始相信自己有能力去解决这些问题。她已经能通过沟通来和丈夫在大女儿的教育上尽可能保持一致，并能够接纳丈夫保持与自己不同的观点。她也从丈夫那里开始学习不对大女儿当下的脾气大、情绪不稳定等情况过分焦虑。从其他的家长那里，她知道很多孩子都和大女儿一样遇到了相似的问题，大家互相理解和支持，这让她比以前更加不焦虑了。而且通过和老师的沟通，她了解到大女儿在数学课上的学习是很专注的，基础知识掌握得还是很扎实的，并没有她原本以为的那么糟糕。

跟治疗师沟通后L女士决定调整自己的行为：她计划每天至少花一个小时陪伴大女儿，并对大女儿表达自己的歉意，说自己因为各种原因之前没能很好地照顾好她。一段时间后她和大女儿的关系改善了，尽管大女儿还是有各种困难，但是她们能很好地沟通交流，大女儿的情绪变得较之前稳定了。即使大女儿仍然会发脾气，但是L女士比以前更能理解她，自己的情绪也变得较之前稳定和平静。她已经能够适应大女儿上初中这件事了。

九、第十次心理治疗

在本次治疗中,L女士的PHQ-9评分为3分,已经基本没有明显的抑郁症状了。

治疗师通过引导L女士进行情绪调整和放弃旧的角色,哀悼旧的角色(将悲伤、内疚、愤怒、无能为力以及对丧失的害怕等情绪释放和表达出来),学习新技巧,探索变化所带来的成长机会,发掘新的人际关系和支持团体,正视新角色的好的方面等技术来帮助L女士改善抑郁,增加社会支持。

由于治疗师和L女士约定了共11次的心理治疗,在第十次访谈时治疗师提醒L女士还剩最后两次治疗,让L女士有心理准备。

第三节　终止阶段

一、目标

（1）结束急性治疗,认识到分离是一种角色转换,因此可能苦乐参半,但是因分离而产生的忧伤和抑郁并不是一回事;

（2）增强来访者的独立性和胜任能力,如果治疗即将结束,强调来访者已开发的新的人际交往技能;

（3）如果治疗效果不理想,治疗师应尝试减轻来访者的内疚和自责,并探索其他可能的治疗方案;

（4）如果IPT急性治疗比较成功,但是来访者面临复燃或再发的高风险,讨论继续或维持治疗的必要性。

二、主要技术和策略

（1）讨论治疗结束时的感受:大部分来访者结束治疗时都有些情绪上的不安,告诉来访者有一定程度的忧伤是正常的;

（2）在IPT结束时帮助来访者意识到他的生活已经井然有序,他有能力处理好生活中的问题。通过回顾来访者的抑郁症状(比如用HAMD或PHQ-9评估抑郁),强调症状已明显改善(或者达到缓解标准:HAMD评分小于8分或PHQ-9评分小于4分);

（3）在治疗结束时,再次进行抑郁量表以及其他诊断性的评估,来具体衡量一下来访者的进步。

三、第十一次心理治疗

在本次治疗中,L女士的PHQ-9评分为3分。在最后一次心理治疗中,治疗师和L女士回顾了整个治疗过程和使用的策略,他们一起达成了原定的治疗目标。治疗师表达了在结束治疗时的感受,也邀请L女士谈谈在结束治疗时的感受。L女士表示自己对停止治疗感到焦虑,因为她会回想起就在几个月前,她还处在抑郁状态。治疗师和L女士一起回顾了她的抑郁症状(比如用HAMD、PHQ-9等评估抑郁),并强调症状已明显得到改善,然后问来访者:

"你觉得你为什么会有这么大的改善?"

L女士非常感谢治疗师,认为是治疗师帮助了她。治疗师强调了L女士在治疗过程中所作出的艰辛努力和改变,并让L女士相信治疗的成功是他们一起努力合作的结果,强调L女士自己在症状改善过程中所起的作用更加重要。治疗师和L女士一起回顾了她的努力、她学到的新技能以及她交到的新朋友,回顾了L女士是如何使用新技能改善症状的,并确信L女士已经会使用这些技能来面对将来的情况。

最后,治疗师和L女士讲解了复发的早期症状及求助途径,讨论了维持治疗的可能性。治疗师在1个月和2个月后各安排了一次20分钟的短暂面谈,让L女士汇报自己的情绪和近况。

完成IPT治疗后,L女士的PHQ-9评分由18分减至3分,无抑郁症状。

（刘光亚）

第六章

人际缺陷的 IPT 治疗

本章摘要

本章首先介绍了什么是人际缺陷,并基于案例来解释IPT在应对人际缺陷时的治疗方法和流程。本章讲解了如何进行治疗的初始阶段,包括建立咨访关系、建立人际关系清单、将人际问题概念化和确定IPT的问题领域焦点。本章用案例演绎中期阶段的主要任务和使用技术,包括:①帮助来访者回顾过去重要的人际关系和人际相处模式;②巩固及建立新的社交模型,增强社会支持。本章最后讲解如何进行终止阶段。本章用到的心理技巧包括沟通分析、决策分析、角色扮演等。

Summary

This chapter starts with an introduction about interpersonal deficits. It explains the treatment methods and processes of IPT in dealing with interpersonal deficits through a case. This chapter explains how to perform the initial phase of treatment, including the establishment of a doctor-patient relationship, the establishment of a list of interpersonal relationships, the development interpersonal formulation, and the determination of the focus of the IPT problem area.This chapter uses cases to explain the main tasks and techniques used in the middle phase of the therapy: ①helping clients review important interpersonal relationships and interpersonal models in the past; ②consolidating and establishing new social models and enhancing social support. In the end, this chapter explains how to proceed to the final phase. This chapter applies the use of some psychological skills, such as communication analysis, decision-analysis, role-playing, etc.

当重度抑郁症来访者表现出社会关系的贫乏、人际关系的不足或难以维持时，人际缺陷就成了治疗的焦点。人际缺陷指缺乏必要的社交技巧，不能建立和维持正常的人际交往。一般说来，伴有社交回避或封闭隔离的抑郁症病人较有其他表现的抑郁症病人症状更为严重。此类问题是 IPT 中最困难的问题。来访者往往有严重的性格问题，而且亲密和支持性的人际关系很少。治疗中应向来访者解释其个性特征。来访者的人际交往困难反映了其病态的人格障碍和较差的预后，有些人可能符合精神分裂症或分裂样人格障碍来访者的诊断标准，缺少亲密的人际关系。另外，长期的慢性情绪障碍可导致显著的人际关系缺乏。在 IPT 治疗过程中，假如能在任何其他领域发现问题，就不要使用人际缺陷来作为治疗问题领域的焦点。与其他问题领域相比，以人际缺陷作为治疗焦点的 IPT 治疗效果较差（Markowitz et al., 2007）。

如果来访者存在以下几种情况描述的人际缺陷，那我们将选择人际缺陷作为治疗领域的焦点：

（1）社交隔离，缺乏人际关系，无论是与亲密的朋友还是工作的同事，他们都难以建立长期亲密关系。

（2）有足够数量和范围的人际关系，但是难以维系这些关系。他们可能有长期的低自尊状态，尽管看起来受欢迎或在工作上有成就。

（3）有长期的症状，未接受治疗或没有得到适当的治疗，从而对人际关系产生干扰。

在这一章中，我们将会讨论 IPT 在人际缺陷中的应用。本章使用的案例来自真实的临床个案，但是相关信息进行了处理，以保护来访者的隐私。

案例介绍

一般信息：L 女士，1990 年出生，就诊时 29 岁，家庭主妇，全职太太，大专学历，毕业后与现任丈夫结婚。丈夫开一家化妆品公司，家住在杭州某高档小区，育有2个女儿。因为近半年自诉不开心、没有朋友而前来寻求咨询帮助。

个人史：自幼生长发育良好，有一妹妹，出生在浙江省某地级市，父亲做生意，母亲全职太太。家庭条件优越，个性偏外向，有主见，结婚前喜欢与妹妹一起外出购物，在家受父母亲宠爱。

婚姻史：22岁大专毕业后经亲戚介绍结婚，并搬出去和丈夫居住。婚后第二年就生了第一个女儿，3年后又生了第二胎。两个孩子由保姆照顾，但是教育和平时的日常生活由L女士自己来管。L女士平时对孩子很上心，家里的事情往往都是听她的，丈夫也喜欢听她的。有了两个孩子以后，夫妻关系尚可，但是L女士与公公婆婆存在矛盾。L女士抱怨自己丈夫没有主见，什么事情都需要她来决定。而她的做法又会引起公公婆婆的不满，认为丈夫已经很照顾L女士了，为什么她还是生气、不满意。L女士一直压抑此问题，表现得闷闷不乐，不开心。

家庭关系和社交方面：女方家庭中爸爸妈妈对L女士和小女儿都很宠爱，尤其爸爸和L女士关系好，她也很听父亲的话。男方家庭公公婆婆平时与L女士关系尚可，但是会因为一些家庭小事而产生矛盾。丈夫在这中间没有起到相应的调解作用。在社交方面，L女士结婚后与外界朋友的联系减少，她婚前平时喜欢外出逛街，结婚后也明显减少，基本上都是和丈夫一家人出去。L女士原来喜欢和妹妹出去旅游、购物、看电视剧等，现在回娘家次数明显减少，也很少和家人汇报她在婆家的状况。

既往疾病史：既往无殊。此次由于心情不开心、压抑而就诊，医院诊断为抑郁症，给予来士普治疗（每晚1粒），同时被推荐前来做心理咨询。但是L女士和家人担心副作用等问题，没有服用药物。

第一节　初始阶段

一、目标

（1）建立良好的咨访关系；

（2）详细全面评估来访者的情况，完成人际关系清单，形成初步的个案概念化；

（3）确定问题聚焦领域，做好心理健康教育；

（4）制订治疗计划；

（5）获得来访者对个案概念化和治疗计划的知情同意。

二、主要技术和策略

治疗师通过 1～3 次访谈，详细评估来访者的现病史，建立人际关系清单，使人际问题概念化，确定 IPT 的聚焦领域。在评估的过程中，赋予来访者病人角色，使用 PHQ-9（Spitzer et al., 1999）和 HAMD（Hamilton, 1960）进行症状评估。PHQ-9 可以在每一次访谈前由来访者自己填写，而 HAMD 则建议治疗师在初始阶段、中期阶段及终止治疗时替来访者作出评估。对于人际缺陷的来访者，我们还建议能够对其人格特点进行评估，所以人格测验也是一项特别建议的评估手段。推荐使用明尼苏达多相人格测验（MMPI）和卡特尔 16 相人格测验（16PF）。

评估病史包括详细了解来访者的抑郁症病史，包括患病时间、成因、病征、家族史、个人史、成长背景、性格等。IPT 是一项循序渐进式的治疗，来访者可能无法及时察觉病情的进度，从而对治疗失去耐性。而运用评估量表可帮助治疗师向来访者反映治疗成效。在治疗中期阶段，治疗师可以通过跟来访者分析评估量表的进度，反映改善人际关系对改善抑郁情绪的成效，从而鼓励来访者处理人际冲突和加强社会支持。

三、第一次心理治疗

首次咨询时，L女士由丈夫和父母亲陪同前来心理治疗室。在治疗室内，她表情愁苦，略带慌张。

治疗师首先向L女士讲解了治疗的模式和时间，包括每周会面一次，每次约45分钟，整个疗程约12次；在治疗过程中来访者或治疗师如果因事需要更改时间，可以提前通知我们的心理工作人员。

治疗师询问来访者之前是否曾接受过心理治疗，当来访者否认后，治疗师简单解释了心理治疗的主要工作方式是谈话交流，心理治疗是治疗师应用专业技术来帮助来访者解决困扰的过程。在开始时先说明治疗模式和时间，有助于促进来访者和治疗师之间的合作而清晰阐述治疗方针，也能促进来访者对治疗的配合。

简单讲解完毕后，治疗师便用开放式问题，让L女士讲出自己的抑郁经历。

"L女士，你能否和我谈一谈你自己最近发生了什么样的变化？"

在开始访谈后，L女士能够对治疗师叙述经过。她的主要表现为对眼前的事物不感兴趣，觉得自己有时候活得没有意思，但是为了两个孩子，还是在坚持。她觉得自己和家人关系还不错，但是更喜欢和自己的父母待在一起。公公婆婆近一年已经搬回自己家里，目前L女士只和丈夫还有2个女儿生活。L女士现在没有朋友，很少外出逛街、做美容等。L女士觉得自己和丈夫关系不融洽，与公公婆婆关系不和，希望和丈夫离婚。她各方面日常生活功能保持良好，能够正常完成两个女儿上幼儿园和兴趣班的接送工作，能为孩子做手工。对于自己目前的状况，L女士觉得是情绪病，可以进行自我调整，没有必要进行药物治疗。

首次访谈时，治疗师能与来访者建立良好的关系，并且告诉对方目前考虑她的情况为抑郁症，建议在药物治疗的同时辅以心理治疗。L女士虽然对于用药有顾虑且抵触，但是同意下次继续前来咨询。

本次治疗心理评估结果：

PHQ-9：15分，提示存在中重度抑郁症状。

HAMD：24分，提示存在中度抑郁症状。

四、第二次心理治疗

本次治疗的访谈任务主要聚焦在:治疗师通过使用人际关系圈和人际关系清单来探讨 L 女士与丈夫、父母、家庭成员和朋友之间的重要人际关系,从而将抑郁症状与人际缺陷联系起来。治疗师和来访者一起回顾其生活中的重要人物,全面了解来访者与其他人的关系,明确其人际关系的质量,帮助 L 女士看清自己的人际关系状态。

人际关系圈是一个非常重要的 IPT 使用技术,治疗师需要通过人际关系圈了解来访者成长经历中对其影响由近及远的重要他人。我们通常会用到三个同心圆,运用视觉效果让来访者更容易地了解自己的社交网络。我们会邀请来访者在三个同心圆上写上名字,那都是他当下重要的关系。其中与他关系最密切的,可以写在内圈,关系较疏离的,可以写在外圈。不同来访者写下的数量可以不同,我们尽量鼓励来访者多写一些人。运用同心圆来建立人际关系清单的重点在于让来访者自己写下名字,而不是由治疗师代为填写,以便来访者可以回顾并思考当前的关系。

完成人际关系圈后(见图 6-1),治疗师开始对 L 女士的人际关系进行更细致的探讨。在 IPT 中,这个过程称为建立人际关系清单,旨在确定来访者人际关系模式与抑郁症状之间的关系。

建立人际关系清单的目的,主要是为了了解来访者的社交网络,了解谁能给予他支持。另外一个目的是要了解来访者的沟通模式,了解是否有一些重复性的沟通问题。人际关系清单是聚焦当下的,并不会探讨过去的关系。来访者写好人际关系清单后,治疗师会邀请他拣选几个名字,并逐一述说与他的关系。治疗师可以运用以下问题来探讨关系及沟通问题:

"你有什么亲密的关系? 和谁呢?"

"告诉我你现在的朋友和亲近的家人,你多久见他们一次呢?"

"你和他们在一起时觉得快乐吗? 你和他们相处有哪些问题?"

"你是否觉得很难交朋友?"

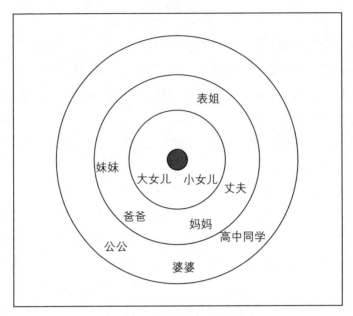

图6-1 L女士的人际关系清单

"对你来说,一旦建立朋友关系,是否难以维持亲密的关系?"

"你能否从与人亲密的状态中得到快乐,你是否愿意这么做? 什么会让你觉得不舒服?"

"你能否找到过去你喜欢的朋友或活动?"

"你如何处理常见情绪?(应对方式与情绪的关系,如愤怒时会告诉丈夫、朋友、父母吗? 会用其他方式表达愤怒吗?)"

"朋友知道你的抑郁情绪吗? 你是如何回应的?"

建立人际关系清单最主要的目的是识别人际关系中导致抑郁发病和症状持续的部分。

此次访谈,L女士是由妹妹陪同前来的。L女士主诉自己从大学毕业后一下子变成一位全职太太,从没有工作过,当时也没有思想准备,就开始了全职太太的生活。起初她与丈夫的关系还不错,但是后来她发现丈夫不管事情,家里什么事情都要自己去处理。所谓处理即L女士提出问题,丈夫往往是说你怎么说就怎么办,最后仍然由L女士自己想办法来解决,包括女儿上幼儿园的问题、女儿平时上兴趣班的问题等,家里其他的困难也由L女士来解决。妹妹反映姐姐以前在家里是从来不管事的,但嫁人后她整个人都变了。L女士小的时候要照顾妹妹,结婚后要照顾丈夫和孩子,但很少考虑一下自己。

来访者的人际关系清单:

最亲密的人:自己的两个女儿。

中等程度:爸爸、妈妈、妹妹、丈夫、一个表姐。

一般程度:公公、婆婆、高中同学。

本次治疗心理评估结果:

PHQ-9:14分,提示存在中度抑郁症状。

HAMD:24分,提示存在中度抑郁症状。

五、第三次心理治疗

根据前两次的访谈,治疗师对来访者的疾病有了初步的理解,完成了初步的人际问题概念化。在本次治疗中,治疗师需要把对这种个案概念化(Stuart et al., 2012)的理解反馈给来访者,并和她一起讨论,制订治疗目标。

治疗师引导L女士在个案概念化图表上写上影响自己情绪的不同因素(见图6-2),然后反馈给L女士。

L女士填写好个案概念化图表后,治疗师这样对她说:

"从你的图表中,我看到很多因素影响着你的情绪,难怪你的抑郁症还未有好转。了解这些因素后,我们可以从多个方面改善你的情绪,我相信心理治疗会对你有帮助!"

接着,治疗师向L女士解释IPT的问题领域聚焦点:

"我们发现一个人情绪抑郁,通常跟几项生活事件有关。第一项是丧亲引起的悲伤反应(复杂的哀痛),第二项是角色转换,第三项是角色冲突,第四项是缺乏社交技巧,导致缺少心理上的支持。根据你的抑郁症情况,哪一项与你比较有关联? 我们会以此为聚焦点,在往后的访谈中寻找改善的方法,从而改善你的抑郁情绪。"

治疗师会在访谈中引导来访者选择IPT的聚焦点。其中包括：①悲伤反应或复杂的哀痛；②角色转换；③角色冲突；④人际缺陷。通常在整个IPT治疗过程中，治疗师只会选择一个聚焦点。治疗师要与来访者一起共同商定聚焦点，而非由治疗师单方面决定。L女士在治疗中选择了人际缺陷作为治疗的聚焦点（见图6-2）。

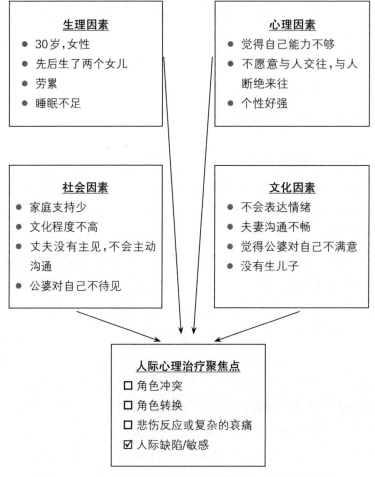

图6-2　L女士的个案概念化图表及人际心理治疗聚焦点

治疗师可以用"悲伤""角色冲突"以及"角色转换"等术语来向来访者解释 IPT 的焦点。但"人际缺陷"听起来是贬义的,解释最好这样开始:

"你的抑郁似乎与你难以建立(或维持)与他人的关系有关。如果我们接下来 12 周的治疗能够帮助你更加自如地与人相处,你的抑郁症很可能也会得以改善。"

选择了 IPT 聚焦点后,治疗师会简单介绍医疗模式和治疗中期阶段的访谈模式。

"通过这几次访谈,我很高兴你能把你的情况一一告诉我,让我能更明白你所面对的困扰。在之后的 6～7 次访谈中,我们会集中处理你的抑郁情绪和人际关系问题。我们仍旧是每周会面一次,每次 45 分钟。"

"医疗模式"和"病人角色"是 IPT 的一个重要部分(Klerman et al., 1984),可以帮助来访者明白抑郁症的成因和治疗,并减低其自责或病耻感。预告中期阶段的访谈模式,能让来访者对治疗方法的了解更加清晰,可以增强治疗师和来访者之间的合作。

最后,治疗师会跟来访者一起设定几个治疗目标。治疗目标需要跟改善人际缺陷有关,务求精简、可量化且易达成。到了治疗中期,治疗师可跟来访者一起回顾治疗目标,鼓励来访者改变行为以达成目标。

在治疗师的引导下,L 女士确立了两个目标:

(1)改变与丈夫的沟通方式;

(2)学习建立家庭外的社交联系。

在 L 女士的治疗过程中,由于治疗师有充分的时间,所以他用了 3 次的访谈时间来做评估。如果时间有限,又或者治疗师早已了解来访者的详细病史,那初期阶段可以在 1～2 访会谈内完成。初期阶段最重要的部分包括心理健康评估、建立人际关系清单和选择 IPT 问题领域聚焦点。

初期评估阶段正式结束,治疗进入中期阶段。

第二节 中期阶段

一、治疗目标

(1) 回顾过去重要的人际关系,包括积极的和消极的;

(2) 探索这些关系中重复出现的或类似的问题;

(3) 讨论来访者对于治疗师及其他相似关系的积极感受和消极感受。

二、主要技术和策略

(1) 沟通分析技术:沟通分析旨在帮助个体认识到自己的语言和非语言沟通对他人的影响,以及如何修正自己的沟通方式(真正想表达的和如何去表达)来改善他人的反应、互动的结果以及伴随的相关情绪。

(2) 角色扮演技术:治疗师通常会鼓励来访者在治疗室环境下进行自身角色与其他人之间的人际互动,并且通过角色扮演来反馈和感受可能出现的积极和消极结果。失败或成功并不是练习重点,尝试不同的人际交往技能并从中吸取经验才是关键。不管怎样,这种练习为改善人际关系提供了更多信息。

(3) 鼓励情感的宣泄:情感宣泄有助于来访者表达、理解和管理自己的感受,将情感表达出来有助于来访者认清什么是重要的,有助于来访者作出情绪上有意义的改变。如果来访者没有认识到他自己在各种重要的社交情形下感受的范围和强度,那作出选择和进行改变肯定会很困难。对内疚、愤怒、悲伤及反思的清醒意识,有助于来访者澄清和找到自己的人际方向。

(4) 决策分析技术:决策分析也常用于其他类型的心理治疗。在IPT中该技术更强调对人际关系问题的处理,旨在帮助来访者识别沟通目标,让来访者意识到仍有更好的替代解决方案,并在治疗室或治疗室之外评估哪种可能是更好的解决方案(Mufson et al., 2004)。当来访者确定可能的解决方案或策略后,治疗师和来访者将继续采用角色扮演的方式,直到来访者准备好在真实情境中加以实施。

以上策略相互交织,来访者需要花时间逐渐完善。无论来访者是否能在一个IPT疗程中完成,他或多或少会获得一些有意义的成就,这足以减轻他的抑郁症状,并且有助于来访者获得对自身状况的掌控感,提高人际沟通的技巧和能力。

回顾过去重要的人际关系,尤其是童年与家人的关系,对于这类来访者来说尤为重要。抑郁的来访者常常忘记或忽略了过去经验中的正面部分。在回顾每一段关系时,我们必须决定哪些部分是好的,哪些部分是坏的。讨论过去关系中最好的部分能够提供一个模式来协助来访者发展出满意的新关系。

治疗师可以询问如下问题:

"你有什么亲密的关系吗? 和谁呢?"

"告诉我你现在的朋友和亲近的家人,你多久见他们一次呢?"

"你和他们在一起时觉得快乐吗? 你和他们相处有哪些问题?"

"你是否觉得很难交朋友?"

"对你来说,一旦建立朋友关系,是否难以维持亲密的关系?"

"你能否从与人亲密的状态中得到快乐,你是否愿意这么做? 什么会让你觉得不舒服?"

"你能否找到过去你喜欢的朋友或活动?"

对于人际关系贫乏的来访者,处理他们关于治疗师的负面感受不仅提供了人际学习的示范,而且还起到了安全阀的作用,从而避免来访者由于某些幻想的忽视而过早终止治疗。治疗师可以这样说:

"因为我们将把聚焦点放在帮助你自如地处理人际关系上,所以在访谈中我希望你能及时表达你的感受,告诉我是否我做了让你不愉快、生气或不舒服的事情,这一点非常重要。提出这些不会冒犯到我,反而能够帮助我们的工作。比如,我做了哪些事情让你感到厌烦? 这样我们能够知道发生了什么事,而你又如何来应对。"

为协助来访者将治疗中的所学运用到治疗情境之外,治疗师可以广泛地使用沟通分析和角色扮演的技术。当来访者开始尝试增加与他人的交流时,无论成功或失败,都应详细地回顾这些尝试。这样能够揭示出来访者交流技能中易于矫正的缺陷。治疗师可以要求来访者模拟一些困难的情境来帮助来访者克服接近他人时的犹豫:

"假如你进入一个满是陌生人的会场,你会怎样和这些人碰面呢? 你会如何开始对话呢?"

我们必须强调人际缺陷的短程治疗是很难的。设立的目标应该限于开始对这一主题进行工作,而不必完全解决它们。人际缺陷来访者的治疗很难取得某种模式,因为他们缺乏人际关系的情境和技能,而这正是IPT所关注的。如果来访者还表现出符合其他问题领域的状况,就不应该选择人际缺陷作为治疗的焦点。但无论如何,人际缺陷的来访者仍然可以成功地进行IPT治疗。

三、第四次心理治疗

随着个案概念化方案的制订,问题领域焦点得以确定。接下来治疗师开始进一步针对人际缺陷方面的问题,进行具体的了解和针对性的治疗。

在本次访谈中,L女士反映,之前一周的周三晚上她与丈夫大吵了一架,闹着说要离婚。她说都怪丈夫没有考虑自己的感受,什么事情都不承担,让自己非常操心,害得自己现在得病,都不想活了。也因为与丈夫吵架过于激动,她把手机也砸了。家人劝阻无效。

L女士进一步说出:在老公家时,自己和公婆有很多冲突,也得不到公婆的支持和理解。本来与丈夫的日常争吵,在公婆参与进来后升级成了矛盾。并且公婆经常会拿L女士的嫂子做比较,说L女士不够圆滑、处事能力差等。L女士越来越觉得自己做了很多事情却都不被理解,于是深陷痛苦。而且为了整个家,L女士断绝了各种社交活动,上一次激动的时候,她把手机通讯录清空了,结果现在都联系不上自己的朋友和同学。

在社会支持方面,L女士的日常交往只局限于自己父母亲、妹妹、丈夫和孩子,与其他人很少交往。L女士原先喜欢瑜伽和芭蕾舞,现在也很少去。

治疗师已经就抑郁症的药物治疗的必要性,以及药物的安全性向来访者进行了解释,打消了来访者的疑虑。在本次访谈中,来访者同意开始服药。

本次治疗心理评估结果:

PHQ-9:11分,提示存在中度抑郁症状。

HAMD:21分,提示存在中度抑郁症状。

四、第五次心理治疗

本次心理治疗主要聚焦在人际沟通方面,来访者由丈夫陪同前来。治疗师与来访者讨论夫妻之间如何进行沟通协商。治疗师了解到原来L女士更喜欢直接用表达强烈情绪的方式来反映自己碰到的困难。每次发完脾气,丈夫也无法理解L女士在想什么,是什么因素触发了她的情绪。L女士也觉得彼此的沟通无法进行下去。每次等情绪发泄完,L女士会觉得很痛苦,并认为这样的婚姻状况没法改变,又开始和丈夫讨论离婚的事情,以至夫妻双方都很苦恼,并且把离婚当成一种家常便饭的话题挂在嘴边。

使用沟通分析技术可以很好地让来访者意识到这方面的问题。沟通分析旨在帮助个体认识到自己的语言和非语言沟通对他人的影响,探讨如何修正自己的沟通方式(真正想表达的和如何去表达)来改善他人的反应、互动的结果以及伴随的相关情绪。

治疗师:"你发现每次发脾气,本来是希望丈夫能够理解你发脾气背后的原因,但是结果反而适得其反,有什么原因呢? 自己其实更想表达的内心需求是什么?"

L女士向丈夫提出,自己每次碰到问题的时候,并不希望丈夫总是说"你觉得怎么办好就怎么办,我都可以的,我照办即可"。她对这种类似说法非常反感,觉得"什么事情都是我来想办法,我会很累"。L女士一听到这些话,就会很容易产生情绪反应,并把事情弄僵。

治疗师:"我们在治疗室里可以扮演一下你在家里发生的情况,你当丈夫,我来当你,我们看看不同的沟通方式,结果有什么不同? 我们一起尝试体验一下,可以吗?"

治疗师与来访者使用沟通分析技术和角色扮演技术,以另一种她期望的方式呈现沟通,让来访者感受到,原来处理一件事情除了发脾气之外,还可以把内心的实际需求表达出来,而且能够更加有效地达到最初的目的。

本次治疗结束后,治疗师鼓励来访者可以在家里和丈夫一起尝试一下今天的角色扮演内容,提醒她对扮演的方式、结果进行一定的反馈。下次治疗时,治疗师与来访者将对其带来的积极感受和消极感受进行讨论。

本次治疗心理评估结果:

PHQ-9:9分,提示存在轻度抑郁症状。

HAMD:19分,提示存在轻度抑郁症状。

五、第六次心理治疗

L女士觉得上次的角色扮演和沟通分析技术能够起到一定的作用,她愿意去表达一些愤怒情绪,照顾到自己的一些想法。丈夫也在试着按照L女士的想法和意愿去做一些事情,比如主动讨论一些想法,而不是等着L女士问他的意见。L女士本周在家情况稳定,现在也能够接受药物。但L女士同时也有一定的担心,她觉得自己原来那种生活模式太固定了,她非常熟悉,有时候那种模式都是自动跳出来的,她根本来不及思考。一旦那种模式再次出现,L女士就会非常沮丧,觉得自己改变不了。

治疗师采用澄清技术,告诉她这种改变需要一定的过程,就像我们熟悉了一个动作,就会下意识地重复这个动作。想要改变它,同样也需要一定时间的训练,才会逐渐纠正和发生变化。但是,总的来说,治疗会让来访者受益和进步。来访者表示能够接受治疗师的鼓励和解释,并愿意继续尝试。

本次治疗心理评估结果:

PHQ-9:8分,提示存在轻度抑郁症状。

HAMD:17分,提示存在轻度抑郁症状。

六、第七次心理治疗

目前外界对来访者的干扰影响已经消失,但家人的影响仍然存在。比如L女士觉得父母亲说话老是没有说清楚,话里藏着话。她更希望能够听到直接的表达,而不是照顾她的情绪。这些行为反而让她感觉自己被蒙在鼓里。家人怕L女士太累,带孩子辛苦,希望她与丈夫两个人外出旅游,但是L女士仍然希望自己的小家庭一起外出,希望家人能够理解。治疗师鼓励来访者把自己的实际想法表达出来,让家人能够知道,并告诉他们这样会让她过得更加开心,并通过实际行动来打消家人的顾虑。

七、第八次心理治疗

近期L女士在和家人的表达方面,与以往相比有所进步,家人也在医生的建议之下,更加能够把自己对她的顾虑和担心表达出来,以防来访者认为大家都藏着话,对她是一种不认可和不信任,也减少了矛盾的发生。来访者高兴地告诉治疗师,现在可以和妹妹单独出去购物、做头发,并且不再顾虑自己不管小孩子所带来的自责和内疚。其间还和丈夫、女儿外出旅游一趟,虽然在度假时也发生了不愉快,但是情绪表达出来后,运用治疗师教授的沟通分析技术,L女士对自己的行为能够有所认识,并且给丈夫一定的时间去解释。这是目前自己做得比较好的地方。

八、第九次心理治疗

在本次访谈中,治疗师结合来访者在中期阶段设立的目标展开讨论,除了改变与丈夫的沟通方式,治疗师也开始跟来访者讨论如何建立家庭之外的社交联系。治疗师采用开放式的提问来进一步了解来访者既往的家庭成员之外的社交活动,或者自己曾经熟悉的社交活动资源。治疗师可以问以下问题:

"你以前经常会和谁一起参加聚会呢?"

"你和他们在一起时觉得快乐吗?你和他们相处有哪些问题?"

"你能否从与人亲密的状态中得到快乐,你是否愿意这么做?什么会让你觉得不舒服?"

"你以前有什么兴趣爱好吗?"

来访者诉说自己与高中的几个同学曾经有联系，以前还经常一起在周末的时候聚会活动，聊聊生活和跳舞。但是L女士和他们也建立不了深厚的感情，感觉到了某种程度就停滞不前了。有时L女士也害怕进一步深入下去，怕他们知道自己的一些缺点和不足，担心他们不会与自己交往。此次生病之后，L女士甚至把朋友圈都清空了，手机通讯录也删除了，更加没有办法找到他们了。

本次治疗通过与来访者讨论既往的社交资源，挖掘出相应的可供参考的对象，并罗列了一个社会资源活动清单，让来访者根据自己的意愿、需求进行了排序。来访者的清单如下：

（1）与两位女儿的同学家长增加接触与交流，拓宽社会交往圈；

（2）与高中那位L同学取得联系，约喝一次茶；

（3）去参加瑜伽课程，通过瑜伽认识一些朋友；

（4）去参加下半年的同学会（原先是拒绝的），希望联系上高中同学后，重新进入班级群；

（5）重新开通朋友圈，开始发一些自己的生活动态。

九、第十次心理治疗

在本次访谈中，来访者跟治疗师反馈：对于自己上一次罗列的社会资源活动清单，她起初不敢去面对和执行，但在女儿学校的一次活动中，自己试着和几个家长做了交流，发现有一定的积极体验。对于女儿的教育，家长之间的共同语言还是较多的，尤其几个家庭主妇有一定的共鸣。L女士被动地加入了一个家长交流小群，虽然她发言不多，但是自己的建议和求助，能够得到群里家长的积极回应。L女士感觉心情还不错，觉得效果与自己原先想象的不太一样。此外，L女士与高中同学也取得了联系，对方还是那么外向，能够和自己聊一个下午。虽然没有告诉同学自己生病的事情，但是对方仍然能够看出来L女士状态不好，并且表示会主动加强来往。这让L女士非常意外，但心里却表示能够接受进一步交流的意愿。本周因为这两件事情，来访者在情绪方面有所好转，也得到了丈夫的积极支持。

治疗师对来访者近期的表现表示认可和肯定，并鼓励她继续实践。治疗师也列出了如下人际关系技巧,帮助来访者去实践。

（1）首先澄清对人际关系的期望,认识到人际关系期望往往会随着个体的成熟和互动经验的积累而改变;

（2）逐步表达情绪,防止情绪积累乃至爆发;

（3）当情境诱发强烈的负性情绪时,你只需要暂停,并走出该情境即可;

（4）"我……"类陈述是理想的、非威胁性的表达情绪的方式,要敢于表达真实的想法,不做单纯的情绪表达;

（5）不要火上浇油——只在双方冷静时进行重要对话;

（6）主动开始沟通,主动邀请同伴。

第三节　终止阶段

一、目标

（1）增强来访者的独立性和胜任能力，如果治疗即将结束，强调来访者已开发的新的人际交往技能；

（2）如果治疗效果不理想，减轻来访者的内疚和自责，并探索其他可能的治疗方案；

（3）如果IPT急性治疗比较成功，但是来访者面临复燃或再发的高风险，讨论继续或维持治疗的必要性。

二、主要技术和策略

（1）讨论治疗结束时的感受：大部分来访者在治疗结束时都有些情绪上的不安。告诉来访者有一定程度的依赖感和不安是正常的。

（2）帮助来访者在IPT结束时感受到他的生活已经井然有序，他有能力处理好生活中的问题。通过回顾来访者的抑郁症状（比如用HAMD评估抑郁），强调症状已明显得到改善（或者达到缓解标准：HAMD小于8分）。

（3）提升人际交往技能。在治疗结束时，再次进行抑郁量表以及其他诊断性的评估，来具体衡量一下来访者的进步。

三、第十一次心理治疗

L女士的丈夫陪同她来参加本次治疗小节，治疗师与L女士一起回顾了她的治疗进展。L女士和其丈夫均表示通过心理治疗，其心情、睡眠和社交等方面的问题等逐渐改善，并表示愿意继续与家人一起逐渐提高社交技巧，尝试新的思考认识模式。

治疗师将 L 女士的改善归因于她遵循自己所做出的治疗承诺。她坚持每周定期参加治疗,与治疗师密切合作,通过学习和运用新策略来改善人际关系。丈夫和家人都表示在治疗期间,她突破了自我原先的认识和困难,勇于尝试和实践,把自己的内心情绪和感受表达出来,并且反复进行练习,成功突破了自我内心的回避和困扰。现在她可以清楚、公开地表达和讨论自己的情绪和感受了。

第十一次治疗结束时,L 女士的 PHQ 评分为 4 分,HAMD 评分为 7 分,提示未见明显抑郁症状。最后,L 女士自己也表示她对掌握与人沟通的新方法有了信心,虽然还没有完全奏效,但是治疗给了她成功的体验和希望,她也会继续将这些方法运用到其他领域的人际交往中。

四、维持治疗

最后治疗师和 L 女士讲解了抑郁症复发的早期症状及求助途径,讨论了维持治疗的可能性。治疗师在 1 个月后安排了一次复诊,让 L 女士汇报自己的情绪和近况。完成 IPT 治疗后,L 女士的 HAMD 由 24 分减至 7 分,已无抑郁症状。

五、总结

IPT 是一种以实证为本的心理治疗方法,有助于改善因人际缺陷而引发的抑郁症。其他有助改善人际缺陷的治疗方法包括认知行为治疗、家庭治疗等方案。IPT 最重要的方面是治疗师必须避免将来访者预先判断为人格障碍,应努力帮助来访者发展出新的社交模式和社交技能,让来访者得到技能提升和成长。

IPT 在应用于人际缺陷时,主要任务包括:①帮助来访者回顾过去重要的人际关系和人际相处模式;②巩固及建立新的社交模型,增强社会支持。在治疗过程中治疗师要帮助来访者表达自己的感受,看到原来消极的人际相处模式,并帮助来访者激发出改变的动力,找到改变的方法。在巩固及建立新的社交模型、增强社会支持的过程中,治疗师会用到沟通分析、角色扮演及决策分析等技术。

(胡健波)

第七章

治疗中常见问题的处理

本章摘要

本章以丰富的案例展示在IPT不同阶段中常见问题的处理方法：在IPT开始阶段，面对来访者多个人际问题领域，如何和来访者解释抑郁症的表现；在IPT中期阶段处理过往经历时，如何和来访者进行沟通分析、角色扮演，以及如何描绘人际关系圈；在IPT终止阶段，如何结束和维持治疗，如何处理各种治疗不顺利的情况；还有在治疗过程中如何面对来访者赠送礼物、家长想直接向治疗师询问未成年人的情况、可能面临自杀自伤的风险等各种情境。

Summary

This chapter, in the form of rich cases, shows the treatment of common problems in different stages of IPT. At the beginning stage of IPT, it deals with the treatment of multiple interpersonal problem areas of the client, how to explain the performance of depression to the client; At the middle stage of IPT, it deals with the treatment of past experience, demonstrating how to make communicate analysis and do role-play with the client, and how to depict the pie chart of interpersonal relationship; At the end stage of IPT, how to end and maintain the treatment, how to deal with all kinds of treatment failures; and how to deal with various situations in the treatment process, such as gifts from clients, parents who want to directly ask the therapist about the situation of minors, and the risk of suicide and self injury.

第一节　初始阶段

一、多个问题领域如何处理

本部分内容涉及的所有案例遵循保密原则,相关信息经过处理。

案例介绍

W女士,32岁,原公司职员,现离职在家。因产后2个月情绪低落,失眠1个月,加重1周来院就诊。W女士2个月前剖宫产生育一个女孩。孩子出生后W女士奶水较少,孩子哭闹厉害。一个月前她开始感觉情绪低落,看到别的妈妈都奶水充足,便认为是因为自己奶水不足才导致孩子哭闹,又因为第一次带孩子手忙脚乱,W女士很是自责,觉得自己不是个好妈妈。她晚上经常失眠,胃口不佳。丈夫觉得W女士已经是全职妈妈,还有孩子奶奶帮忙带,应该能把孩子带好。但现在孩子还是很闹腾,而且因为孩子晚上哭闹影响休息他第二天上班精力不济,因此对W女士会有不满。

W女士和丈夫目前和孩子的奶奶、爷爷住在一起,有时会在一些小事上起冲突。W女士觉得老人养育观念陈旧,这让她很苦恼,也为自己有时不得不听婆婆的话而感到委屈。W女士在朋友圈看到以前的同事工作努力积极,获得很多成就,再想到自己原来不错的工作辞掉了,也不知道能不能找到类似的工作,情绪就会更低落。近一周来,W女士觉得自己的低落情绪加重了,坐在家里一点儿都不想动,一天中有很多时间陷在难受的情绪中,会莫名流泪,觉得孩子哭闹很烦,不想管孩子。有时会因自己冒出来的一些念头,比如"这孩子太烦了,不如不生""丈夫以前对我就像公主一样,现在不爱我了,不如离婚算了",而感到害怕,觉得自己可能有心理问题,便来医院就诊。

门诊医生经过问诊和相关测评后,诊断为抑郁症。因为W女士在哺乳期,再三考虑后W女士拒绝药物治疗,希望通过心理治疗缓解抑郁情绪。

W女士在后续的病史中提到自己的父亲在孩子出生前1个月去世，因为当时有身孕，老家离得远，W女士和丈夫都没有赶回老家奔丧，这让她很自责，觉得自己不孝顺。W女士和先生原来在另一个城市工作，4个月前（产前2个月）夫妻双双辞职，来到目前公婆所在的城市（两城市相距三百多公里）。来到本市后W女士一直住在公婆家里待产。公婆家的家族氛围比较重，本来希望能生个儿子。丈夫已找到新工作，工作较为繁忙。W女士在本市没有亲密的朋友，原有的熟悉关系都在原来工作的城市。W女士既往无抑郁障碍病史，自诉病前性格开朗、外向，与丈夫关系良好。

本案例中，W女士目前有多个人际领域的问题需要处理。正如本案例所呈现的一样，很多抑郁症来访者常涉及不止一个的人际问题领域。在IPT中，有四大人际问题领域：悲伤反应或复杂的哀痛、角色冲突、角色转换以及人际缺陷。对于面对多个问题领域的来访者，治疗师需要在前两次访谈（尽量不超过3次，以便有足够的时间开展治疗）中收集相关信息。

本案例中的W女士可能涉及以下几个人际领域的问题：

（一）角色转换

新生孩子的母亲这一角色，不可避免地让W女士重新审视自己目前的角色与伴侣、家人和朋友的关系，同时也带来对新角色的思考。第一个孩子出生不仅意味着她作为母亲的新角色，也意味着她作为"成年人"在家庭和社会中的新地位。这种新的地位可能会带来更大的独立性和责任感，也会面临更多的困难和挑战。孩子的出生，使W女士从一个单纯的妻子转变为母亲、媳妇，又因为奶水不足、养育经验不足使W女士在母亲角色上颇为受挫，自我评价低；新妈妈角色的转变意味着原有的被丈夫宠溺的"小公主"角色的丧失，她会觉得自己变得邋遢，不再对丈夫有吸引力；因为生育孩子，W女士辞去工作，出现关于自主性和收入的冲突，她会觉得自己不能赚钱，花钱得问丈夫要很没有自尊；W女士生育前是个活泼外向的人，有很多朋友，和丈夫离开原来的城市和熟悉的生活圈后，她在新城市缺少新朋友的社会支持。在初始访谈中W女士表示，孩子的出生会迫使她放弃旧角色的大部分积极方面，对事业、形象以及与伴侣关系的变化感到担忧，产生了矛盾或怨恨的情绪。

（二）角色冲突

作为新生儿的父母，W女士希望丈夫能够在养育孩子方面更支持她、帮助她，包括晚上帮她冲奶粉，并关注她的情绪改变。丈夫因为要面对新工作的压力，同时不理解W女士的低落情绪，觉得她有些"作"。夫妻对彼此的期待并不相同，都觉得对方不能理解自己。W女士觉得缺乏伴侣的理解和支持，觉得丈夫不再爱自己，甚至怀疑过往的甜蜜是假象，感觉夫妻关系受到了威胁。W女士觉得自己很难对丈夫说"我需要你的帮助"。W女士希望得到的比丈夫目前愿意或能够提供的更多。当人们对他们的关系期待有冲突时，人际问题领域就可被定义为角色冲突（Klerman et al.，1984）。

（三）悲伤反应或复杂的哀痛

W女士的父亲在4个月前去世。W女士与父亲的关系不错，因为老家比较远，W女士又有身孕，所以她没能见父亲最后一面，这让她深感遗憾。同时家人不断提醒W女士她有身孕，不能太难过，因此W女士压抑了因为父亲离去而产生的悲伤情绪，对父亲离去带来的丧失的哀伤没有进行很好的处理。

人际心理治疗（IPT）是一种短期的治疗，选择的问题领域要能在8～20周内解决。理想情况下，应选择能在8次访谈内处理的问题领域。为了有效地帮助来访者治疗抑郁，治疗师需要聚焦在1个（最多2个）问题领域，最好只选择1个。多点聚焦分散治疗容易失去重点。试着帮助来访者去了解究竟是什么诱发了这次抑郁，要集中在生活事件与情感的关联（而非因果关系）上。IPT的中心概念是情绪与生活事件之间的关联。人际问题概念化直接将来访者的抑郁症状与具体的人际问题领域关联起来（Markowitz et al.，2007）。尽管有些来访者会提出一个被他们认为是引发抑郁症的"病因"的特定事件，但在IPT中要避免因果关系的直接陈述。来访者的这些问题领域并不相互排斥。有时候来访者就诊时自己认为的主要问题仅仅是冰山一角，在前两次的访谈中可能会有信息不断出现，需要治疗师有觉察力和分析能力去帮助来访者梳理。

本案例中W女士既往没有抑郁障碍病史，聚焦在本次抑郁发作的时间，找到其最近发生的最痛苦的压力，是帮助治疗师确定人际问题领域的主要依据。W女士觉得最痛苦的是自己不是一个好母亲，没有充足的奶水，生了女儿不符合家族期待，很自责；本次门诊的就诊原因是因为害怕自己对孩子不再耐心了，对孩子没有兴趣，会成为更糟糕的母亲。这些情绪都和W女士作为一个母亲的角色转换有关。由此衍生出与丈夫的关系变差、和婆婆相处觉得辛苦、觉得自己在陌生城市孤立无援等一系列的情绪、行为反应。临床中有时难以区分抑郁发病和人际问题发生的时间性，可以尝试和来访者一起理清抑郁发作的时间线，寻找与本次发作时间最相近的人际事件作为问题领域。

以本案为例，可以向W女士进一步确认抑郁发作和人际问题的相关信息：

"你是什么时候开始觉察自己的情绪变得抑郁的?"

"你是什么时候开始担心自己的情绪会对生活有影响的? 你什么时候开始觉得需要来医院寻求帮助?"

"你是怎么觉察到自己情绪有变化的，在这之前你和丈夫的关系怎样? 你的感觉如何?"

"是生了孩子后你的情绪变糟糕，你和丈夫的关系有了变化，还是你觉得你和丈夫的关系先有变化，才使你的情绪变得糟糕?"

"你情绪变糟糕以后，你的感受是什么? 你怎么看你和丈夫的冲突? 你怎么看和婆婆的关系变化? 之后都发生了什么?"

"你父亲去世的时候，你的情绪状态怎样，和这次的情绪状态有什么不同?"

用不同的问题去澄清细节，创建一个时间线，和W女士探讨抑郁症发生和人际问题领域的关系，会对来访者问题领域的选择有所帮助。心理治疗的问题领域是与本次抑郁发作相关的事件，而非与心情不好相关的事件。有时候来访者会混淆心情不好和抑郁发作，或者来访者会自觉一直没有什么值得开心的事，这可能与来访者的人格特质有关，需要澄清，并且和来访者清楚解释不抑郁不代表生活很愉快。

在抑郁症来访者面临的多个人际问题领域中，角色冲突和角色转换尤其容易出现共存或相互影响的现象。本案例中W女士也同时存在角色转换和角色冲突的问题。为了聚焦治疗,和W女士探讨的核心问题是其生育后生活发生的转变,主要是母亲这个新角色带来的适应困难,从而引发了一系列的事件。最初的起因是孩子出生带来的角色变化,而不是和某一个特定的人,如丈夫或者婆婆的冲突导致抑郁情绪。所以,在本案例中,角色转换才是真正最适合W女士的治疗焦点。

有时候问题领域表现出来的可能是一些不显眼的小事情,在来访者因小事件诱发抑郁后,可能因抑郁障碍的影响而变得不知道如何处理人际关系,或是造成角色转换,产生更大的压力。在这种情况下,来访者可能更有动力解决较大的压力事件。此时,需要和来访者解释IPT关注的是与抑郁发作最相近的事件。

找到一个适合来访者当下的聚焦点对于有组织、有架构的集中治疗至关重要。然而,选择一个聚焦领域并不容易。值得期待的是,经验告诉我们,经过一定的训练以后,大部分治疗师可以做到这一点。科学研究也发现治疗师在选择主要聚焦点上的看法是一致的(Markowitz et al.,2000)。治疗师的重要工作目标是帮助来访者理解人际情况与抑郁症的关系,并将人际情况和抑郁症的发病联系起来。可以使用现成的"病人自我汇报表"来寻找问题领域(Weissman,2005)。清晰的案例分析、确定的治疗方向,也是有力的组织性和结构化的特征之一。坦诚地告知来访者治疗师对其状况的分析,是治疗中的关键点,是连接治疗初始阶段和后期聚焦治疗的桥梁。治疗师在收集来访者信息的基础上选择一个合理的聚焦点,作为后续治疗的目标和方向。这种有依据、有逻辑的叙述分析会让来访者有被理解、被接纳、被尊重的感觉,对于深陷抑郁情绪的来访者来说,是一种非常重要的感受和体验。

在聚焦某个人际问题作为治疗方向时,治疗师需要和来访者确认。在本案例中治疗师和W女士确定治疗的框架:

"W女士,谢谢你坦诚告知我的一切。的确你现在面临的一切并不容易。从人际问题领域的角度来说,你的确面临角色转换、角色冲突和悲伤反应等问题。人际心理治疗是一种短程治疗,我们需要选择对本次发病最相关的问题进行探讨。我建议在接下来几周内治疗聚焦在角色转换这个问题上。如果你能够解决这个问题,你的抑郁症状有可能好转,你的生活状况也可能会有改善。临床上很多实证和研究都证明了这一点。关于这个治疗计划,你有什么想法吗?"

IPT是一个短期的治疗,因为时限的压力,治疗师会着力在澄清症状起始(表现型的变化)和其诱因(问题领域)的关系。来访者从原生家庭中带来的问题、夫妻之间常年的矛盾问题、父母或夫妻另一方解决问题的意愿比较低的情况(如有家庭暴力或物质滥用的倾向),可能不适合成为本治疗的问题领域,或者IPT不适合这样的个案。除了避开不稳定的角色冲突之外,由于时间限制,在IPT中通常还要避免人际缺陷。这并不是说来访者没有人际缺陷的问题——我们只是明确避免选取人际缺陷作为问题领域。治疗师尤其应该关注的是,在梳理人际关系清单的过程中,要留心来访者的优势领域以及能够被强化的相对完整的功能,避开不稳定的情况,不要试图纠正长期存在的人际问题。例如在本案例中,W女士和亲密关系的互动行为模式可能受原生家庭的影响,这是长期存在的人际问题,在某种程度上在较短时的治疗框架内比较难以撼动。当然在咨询过程中,治疗师和来访者可以开放地讨论这一部分,治疗师应坦诚告知来访者IPT的适用范围,这种开放真诚的态度对建立治疗关系非常重要。

二、如何解释抑郁症的症状

(一) 成人抑郁症

"我就是有些睡眠不好,有时候还会全身软绵绵,也不知道为什么就是开心不起来,干什么都没兴趣。"

"抑郁症不就是不开心吗?我一直以来也没什么特别开心的事,最近我就是心情很烦躁,特别容易激动、发脾气,动不动就发火,有时候回头想想这有点莫名其妙。我也不想这样,可就是控制不住自己。"

"我得了抑郁症,是不是我不够坚强,我太作了?我觉得我对不起我父母。"

"我也想好起来,可是我没有办法去做医生建议的事,医生说要锻炼,要走出去和人沟通,我实在没有动力去做,我是不是没救了?"

IPT的核心元素是为治疗成人抑郁症而设计的。在对抑郁症来访者开展治疗的初始阶段,很多来访者对抑郁症状会有类似的疑问,此时,治疗师需要恰当地解释抑郁症的症状。抑郁症是最常见的精神疾患之一。世界卫生组织调查显示,抑郁症的患病率呈现快速上升趋势,目前全球约有3.5亿抑郁症来访者,终身患病率为10%～20%,抑郁症已经成为中国疾病负担第二大的疾病。2014年的 *Nature* 杂志报道了全球抑郁症流行病学情况,其中中国在任何时间点的抑郁症发病率为3%～4%。

抑郁症的发病原因很复杂,病理机制仍不完全清楚,发病原因包括生理因素、心理因素、社会因素等。抑郁症的发病是先天因素和后天因素综合作用的结果。生物因素中,单胺类神经递质(去甲肾上腺素、五羟色胺和多巴胺等)相互作用,调控情感、认知和行为;心理、社会因素同个人的人格特征、所遇到的社会事件(负性生活事件、应激事件)等密切相关。抑郁症在女性中更多见。抑郁症常以显著而持久的心境低落为主要的临床特征,且心境低落与其处境不相称,有的表现为愉快感丧失、疲劳、兴趣减退、动力缺乏;有的表现为睡眠障碍、食欲减退,自罪自责、自我评价偏低;青少年多表现为学习兴趣减退、注意力不集中、记忆力差、失眠等,严重者甚至觉得活着没意思,出现自伤和自杀行为。很多来访者对抑郁疾病并不了解,有时会把抑郁症归结于意志品质问题,而社会上对抑郁症等疾病存在污名化的现象。在治疗初期的心理健康教育中,治疗师需要就抑郁症做出一些解释,帮助来访者及家属理解并接纳目前的状态,并在此基础上积极配合治疗。

治疗师可以尝试和来访者做以下的解释:

"抑郁症是和感冒、糖尿病、心脏病一样的身体疾病,它也是一种常见病,在中国每100个人中就可能有4个人会患这种疾病。抑郁症离我们每个人都很近。这个疾病本身会让你情绪低落、做事缺乏兴趣等,不要责备自己完不成某些事情,这有时候是由疾病带来的影响所致。当你抑郁的时候,你可能不想出门,不想和人交流,甚至无法完成某些工作,我能看出来是抑郁在让这些事情变得更难。这是你的身体在向你发出信号:我病了。没有人想患抑郁症,生病不是你的错。正视抑郁症并对其进行有效的治疗,才是减少疾病伤害的最有效的途径。"

"没有人会在得病的时候感觉状态良好。抑郁症会让人莫名地不想上班、不想做家务,啥都不想干,觉得自己简直就是世界上最懒惰的废物。抑郁症会让人脱离自己的社交圈,不想和任何人交往,同时又觉得孤独。你现在生病了,听上去你的自责更像你的抑郁症在对你说话。生病期间,要放低对自己的要求,对工作和生活做一些调整。你需要做的是积极配合治疗,早点让自己走出来。我们相信,你会慢慢好起来的。"

"有人会形容抑郁症像心理的感冒。感冒可能会有咳嗽、流鼻涕等症状,抑郁症会有失眠、头痛、悲痛、莫名的身体不适等症状。感冒有轻重,有些人自身抵抗力强,感冒几天后,不吃药不打针也可能会自愈;有些人抵抗力弱一些,或者病毒凶猛一些,可能会并发肺炎甚至更严重的并发症,那就需要吃药打针甚至住院治疗。对待抑郁症就应该像对待感冒,该看病看病,该吃药吃药,不能坐视不理,也无须谈虎色变。"

很多抑郁症来访者本身处在情绪低落状态,有无力、无望、无助感,会自罪和自责。在解释抑郁症症状的过程中,可以给症状群一个命名,即告诉来访者"你患有重度抑郁症""抑郁症是一种疾病,得了疾病并不是你的过错"。尽管绝望是抑郁症的症状之一,但抑郁症还是可以有好转的预后。赋予来访者病人角色,告诉他"你因为抑郁症而不能做有些事情,那是因为你生病了",以减轻来访者的无力感。

(二)儿童和青少年抑郁症

来访者家属:"我家孩子不肯去上学,做什么事都没兴趣,有时候还动不动就流眼泪。问她为什么也不说,整天就是拿着手机。老师反映孩子上课注意力也不集中。我看她就是懒,就喜欢玩游戏,就是不爱学习怕困难。"

来访者家属:"我家孩子以前很活泼很开朗的,也不知道为什么现在动不动就发火,一回家就关房门,我们家长都不敢随便和他说话。有时候我们说多了,孩子就说不想活了,有一次拿了美工刀划自己。他是不是学习压力太大了?我们都和他说成绩不重要了。"

当前,抑郁症有低龄化趋势,儿童和青少年抑郁症越来越多见。儿童和青少年来访者多表现为上课犯困,注意力无法集中,学习成绩下降,或者因为人际冲突、情感方面等问题,情绪起伏比较大,有些青少年会表现为烦躁易怒、摔东西、有冲动行为,有些青少年表现为发呆,不说话,沉溺于手机、平板。儿童和青少年缺乏像成年人那样通过主动倾诉、表达去寻求帮助的能力,在日常生活中他们的抑郁症状经常会被家长和学校忽略。家长带孩子就诊时会有很多的无奈和愤怒,有些会将原因归结为青少年主观意志和品质上的问题。在治疗初期,治疗师除了要告知来访者抑郁症相关情况,还需要告知家长,以获得家长的理解和配合,帮助青少年来访者更好地应对疾病。

治疗师:"没有人想得抑郁症,相信你的孩子也一样。如果你的孩子得了阑尾炎或者感冒,你一般不会抱怨孩子。现在孩子得抑郁症也是身体生病,这并不是孩子本身的错。抑郁症的原因很复杂,有一部分和遗传有关,一部分是生物学因素,比如多巴胺、5-羟色胺的分泌受到影响。缺少了这些激素会导致孩子情绪低落,做事没动力,晚上睡眠质量不高,白天犯困,从而导致注意力不集中,学习成绩也可能下降。学习成绩下降会导致家长和老师的指责,从而影响孩子的自信心,如此恶性循环,有些孩子就不想去上学或者沉溺手机了。"

治疗师:"孩子生病,是发出求救的信号,他用身体的状况来告诉我们现在他很困难。懂得求助的人才是真正的强者。的确有些人可以通过自己的意志力战胜疾病,但这不是每个人都能做到的。抑郁症属于精神疾病,在一定程度上大脑功能会有一些变化。除了遗传因素、脑内神经物质失衡、青春期体内激素变化影响外,父母的情绪传递和亲子关系也对孩子的情绪产生影响。我们要做的不是去责怪孩子,而是陪孩子一起面对疾病,积极治疗,让他早些走出抑郁。"

抑郁症的临床表现多种多样,对抑郁症状的解释原则是帮助来访者或家属正确认知抑郁症,让他们理解、接纳目前的状态,减轻来访者的内疚感和无力感,增强来访者的治疗意愿,帮助来访者树立更多的信心。抑郁症状和人际困难哪个先出现并不是治疗师需要关心的,因为治疗的最终目的不是发现抑郁发作的原因,而是将抑郁和人际关系联系起来,通过药物治疗和IPT缓解症状,恢复来访者的社会功能。

第二节 中期阶段

一、如何处理过去的事情

来访者在IPT的治疗过程中会被引导至当下发生的人际关系困难以及当下遇到的挑战,而非发生在过去的事情。但在与来访者谈话的过程中,治疗师常常会发现来访者在思考当下关系的处理时,时常会提及过去发生的事情,比如过去的创伤事件、处理关系时重复发生的挫败等。这些过去发生的事情常常会对来访者造成阻碍,如校园欺凌会让来访者害怕面对冲突;过去过于严厉的父母会让来访者容易在面对冲突时感到自责、过度反省,或是感到不公和愤怒。

IPT是着眼于当下的治疗,不会对过往的事情做过多的处理,亦不会与来访者一同分析原生家庭,但IPT承认过去对当下的影响。治疗师可以正常化过去对当下的影响,正常化来访者应对过去的遭遇而使用的策略,帮助来访者宣泄相关的情感,并引导来访者思考过去对当下的一些影响。

治疗师可以和来访者讨论过去对现在的影响。鼓励来访者去承认过去的事情对他的改变,并和来访者说:

"过去的事情会改变我们的模式,改变我们对世界的看法,尤其是在我们还小的时候,我们除了回避(或其他非适应模式)以外没有别的方法了。这是很正常的,不需要感到羞愧。但我看到,这个模式现在好像已经没有办法帮助你了,你可能需要尝试不一样的方式。我们可以一起看看你需要什么,以及如何向他人提出你的需求。"

二、如何进行沟通分析

沟通分析是IPT的核心技术,用于帮助来访者了解自己的沟通方式在沟通中起的作用,澄清来访者在沟通中感受到的情绪,发现无效的沟通模式,并帮助来访者探索一个更有效的沟通方式。这技术会更多地用在角色冲突和角色转换的中期阶段(魏斯曼,2018)。

在遇到沟通困难时,来访者往往会觉得对方不理解或不重视自己说的话,但并不了解自己的表达方式和言语可能产生的对对方的影响。如果来访者用非直接的方式、攻击性的方式或用对方不能理解的方式沟通,那对话就很可能会无效或造成误解。再者,来访者可能不知道的是,沟通是一个交换的过程,而非单一的行动。来访者的言语、情绪、非言语信息等会让对方产生情绪,对方的情绪会影响他的反应,该反应又会传递给来访者,可能又会影响来访者后续的情绪和回应。来访者如果能更好地觉察到无效的沟通模式,觉察到沟通过程中自己和对方的变化,就能在过程中找到扭转沟通局面的机会,从而改变对话的结果。

为了改善沟通模式,来访者应学习如何增加更清晰更直接的沟通去表达想法和需求,避免和减少无效沟通。无效的沟通常有以下五种类型(Weissman et al., 2000):

(1) 使用模棱两可、不直接或非语言的沟通,如使用表情、叹气、态度等方式表达,期望对方可以"读心";

(2) 抱有误解和片面的认知,如认为对方对自己有偏见;

(3) 过多地使用不直接的沟通方式,如用"你喜欢这么想我也没有办法"去表达感到不被理解,用"工作就那么重要吗"去表达感到不被重视;

(4) 沉默,回避进一步的交流;

(5) 使用攻击性的言语,导致得到攻击性的回应或消极的回应。

在中国文化当中,沟通的障碍有时不仅仅是因为个体的言语不够清晰,还可能是由于社会关系或社会地位的差异,和双方对角色期待的差异。比如,一位70后的父亲可能认为父亲的形象应该要有权威性,父亲要在家里保持严厉的形象,做决定时应说一不二;而一位90后的女儿可能期待父亲是更温暖的,期待父女的关系是更平等的,期待父亲做决定时可以和家人一起商量。治疗师可以利用沟通分析澄清沟通的障碍,并鼓励来访者向社会支持求助,或是调整对沟通的期待。

沟通分析的做法就是先让来访者仔细地回忆沟通的过程,然后一句一句地去了解来访者和对方使用的言语、表情、肢体语言，以及来访者在这个过程中的情绪、来访者对对方言语的理解、来访者的言语想表达的意思（Mufson et al., 2004）。

有时候来访者没有办法很好地回忆起沟通的每一个细节，治疗师可以用设置场景的方式去帮助来访者"重现"对话。如带领来访者想想，如果打开电视，电视里刚好播的就是那一天沟通的样子，那这个场景看起来是什么样的？可以说说场地在哪里，谁先开口，用什么样的姿势、表情和语气，另一个人当时回答了什么，等等。然后治疗师引导来访者去思考，当时对方说每句话的时候，来访者有什么感受，来访者回应的时候，自己有什么感受，对方有什么感受。

沟通分析中会问到的问题有（Stuart et al., 2012）：

"你说了什么？"

"他说了什么？"

"你觉得他为什么会这样说？"

"怎么能知道是不是这个原因？"

"发生了什么？"

"你听到这话的时候有什么感受？"

"你当时有办法告诉他你的感受吗？"

"你当时想表达的是什么意思？（你想对方知道什么？）"

"有什么你希望能表达得不一样的？"

"你觉得对方有什么感受？"

"你觉得你会有什么不一样的感受？"

"你觉得有什么你能做的？"

在仔细地回顾了沟通的细节后，治疗师会与来访者一起探索替代的和更有效的沟通模式，以打破一些无效的沟通模式。有效的沟通模式通常包括更直接清晰的言语、更多的共情、更多的情感表达和换位思考。治疗师也会教授沟通技巧给来访者，常用的沟通技巧有（Mufson et al., 2004）：

（1）使用"我"为主语的沟通方式，让沟通围绕情绪进行。如把"你什么都不告诉我，让我很生气"改为"当你不和我沟通的时候，我感到很生气"。

（2）认可对方的情绪，也叫付出才有回报（give to get），即如果来访者想要被对方理解，那来访者先做出开放、理解的态度，说"我明白……""我也知道……"

（3）换位思考，站在对方的角度去考虑对方的想法、感受和对事件的解读。在后续的章节里，我们会对换位思考这一技巧有更详细的讲解。

（4）想好妥协的方案。如来访者在沟通前想好自己愿意接受的妥协方案。

（5）重复。无效的沟通模式通常不会在短时间内改变，来访者常常要坚持不懈地用有效的方式，重复表达自己的想法和感受。

我们会利用下面的例子，讲解沟通分析的操作过程。

案例介绍

Z同学是一位22岁的在校大学生，她长期因觉得父母较偏心自己的哥哥而感到失落和嫉妒。在半年前，哥哥和他的妻子生下了一位小宝宝，Z同学的父母便搬到了哥哥的家里帮忙带小孩，和Z同学相处的时间变得很少。有时候和父母打电话，Z同学也感到父母有点心不在焉，常常忘记她提过的事情。Z同学渐渐开始感到难过，觉得父母不再爱自己，感到自己没有价值。她也渐渐和父母产生冲突，常常在通话的时候生气地驳斥父母，抱怨父母不关心自己，但又在挂电话后感到愧疚，觉得不应该说重话。Z同学的父母也对女儿的改变感到不理解，常常责怪Z同学表现得过于孩子气和不懂事。

在初始阶段的沟通后，Z同学和治疗师确定问题领域为家里增添新成员后的角色转换，目标为降低抑郁症状，帮助Z同学宣泄父母关注变少带来的失落感，并帮助Z同学更清晰、直接地与父母沟通自己在小侄女出生后的情感和需求。

在一次访谈中，治疗师与Z同学一同探讨最近一周在和母亲的沟通过程中遇到的问题。

治疗师："这一周，你的心情怎么样？"

Z同学："上一周我本来感觉很好的。我回了家，爸爸妈妈也在家，一开始我心情真的不错，但后来和妈妈吵了一架，我第二天就收拾东西回了学校，后来一整个星期我都觉得很难过。"

治疗师："这感觉真的太糟糕了。我希望我们可以更仔细地看看这一次的冲突,看看怎么去帮你缓解这样难过的感受,你觉得怎么样?"

Z同学:"我觉得我可以试试。"

治疗师:"那我希望你可以先尝试回忆一下这一次吵架的一些细节,比如当时你说了一些什么话,你爸爸妈妈说了一些什么话以及你们当时的感受。那首先,这次冲突是怎么开始的?"

Z同学:"就像我刚刚说的,我回了家,刚好那天嫂子的妈妈去帮忙带小侄女,所以爸爸妈妈打算回家休息一个周末。我那天和妈妈一起做了烘焙,聊了很多最近的事情,一起计划第二天三个人开车去海边逛逛。谁知道晚上哥哥打电话过来,说小侄女发烧了。妈妈立刻觉得明天要先去看看小侄女,再决定要不要去海边玩。"

治疗师:"妈妈这么说的时候,你有什么感受?"

Z同学:"我特别生气,我感觉她不守信用,而且总是把哥哥看得比我重要。"

治疗师:"你当时感到很生气,你是怎么回应妈妈的?"

Z同学:"我说'我生病的时候我都没见过你这么在乎,这个家是不是没有我更好呢'。"

治疗师:"你还记得你当时的语气是什么样子的吗?"

Z同学:"我当时语气比较重,我记得我还拍了几下桌子。"

治疗师:"你当时感觉妈妈有什么样的感受?"

Z同学:"她一开始好像很惊讶,然后她说我不懂事,我也不知道她有什么感受。"

治疗师:"听起来妈妈回应你的是她觉得你不懂事。你还记得她是怎么说的吗?"

Z同学:"她就说'哎呀,你应该懂事一点'。"

治疗师:"你后来说了什么?"

Z同学:"我更生气了,说'对啊,我不懂事,我做什么都不懂事,你们看我那么不顺眼,我现在就走'(不直接的言语沟通)。后来我就回了我的房间,一晚上都没有和他们说话,第二天早上我就回学校了。"

治疗师:"你说完之后有什么感受?"

Z同学:"我还是很生气,觉得他们都不爱我,也不理解我,我觉得很孤独。第二天到了学校,他们打电话给我我也没有接。接下来好几天我都提不起精神来。"

在详细地回顾了来访者在沟通中的感受和具体的用词后,治疗师通常会引导来访者去思考他希望沟通可以有什么不一样的结果,并思考改变沟通的哪一步可能可以改变沟通的结果和感受。

治疗师:"我接下来想做的是和你一起回顾这个过程,并看看有什么地方我们可以说得不一样,或许可以导向不一样的结果和不一样的感受。当你妈妈说明天要去看小侄女的时候,你觉得你可以有什么不一样的反应,可能之后的对话和感受会不一样?"

Z同学:"我不知道,我那时真的很生气。"

治疗师:"你当时感到生气和不被重视,你感觉妈妈有了解到这一点吗?"

Z同学:"我觉得没有,她只觉得我不懂事。"

治疗师:"那你感觉你能怎么说,可以让她更清晰地知道你感到不被重视和生气。"

Z同学:"我想我可以说'我们本来说好要去海边的,因为小侄女的事情就临时改变计划,这让我很难接受,我感觉到不被重视'。"

治疗师:"这听起来比之前能更直接地让妈妈知道你对于她的话的感受,你觉得你这么说的话,会有什么感受?"

Z同学:"我觉得我可能会比之前要冷静一点。"

治疗师:"你感觉妈妈听到了会有什么反应?"

Z同学:"可能不会觉得我在质问她吧。"

治疗师:"你觉得之前的话像是在质问她?"

Z同学:"对,感觉她那时候压力也挺大的,我语气比较重时她可能会更有压力。"

治疗师:"你觉得你后来这么表达,她还会回应你不懂事吗?"

Z同学:"可能还是会,毕竟她应该还是会感到有压力。"

治疗师:"这个换位思考很好,你感到妈妈可能是因为感到压力才做出说'你不懂事'的回应。那我们再试试,在表达的时候先去认可妈妈的感受呢?你会怎么说?"

Z同学:"我可能可以说'妈妈,我知道小侄女生病了你一定很担心。但是我和

173

你们好不容易有时间好好相处，你却要临时改变计划，这让我感到很不被重视，我觉得很难受'。"

治疗师："你这么说时，你有什么感受？"

Z同学："我觉得我没有一开始那么生气，好像也能体会到妈妈的难处了。"

治疗师："你觉得妈妈会有什么反应。"

Z同学："她可能会更明白我的心情，也许会安慰我一下，也可能会和我谈谈第二天可以怎么安排，而不是立马就决定取消。"

很多来访者会记不清楚沟通的细节，没有办法按时间顺序回忆过程，也会想不起来自己和对方在这个过程中的情绪反应。如前文提到的，治疗师可以用一些想象去引入，如让来访者先回忆当时的天色、时间，各人的位置、姿势，然后让来访者回忆沟通开始时来访者看到了什么、听到了什么、是谁先开口，然后一步一步重建当时的情景。治疗师也可以向来访者强调沟通分析在IPT中是非常重要的环节，让来访者在之后的日常生活中多留意自己沟通的过程。

有的来访者在沟通分析时会感到愤怒，这是因为来访者或许已经将沟通的困难归结到对方的身上，当治疗师提出分析来访者的措辞和态度时，来访者会感到治疗师站在对方的一边。这时治疗师可以去共情来访者的感受，并强调沟通分析是为了寻找解决办法，帮助来访者更好地表达出重复发生的无效沟通，从而改善抑郁症状。

沟通分析后，角色扮演的使用能帮助来访者去练习不一样的沟通方式，让来访者熟悉新的沟通方式。经过多次的练习，来访者会对新的沟通方式更有信心，也更有可能在生活中使用新技巧，从而促进关系和情绪的改善。

三、角色扮演

在访谈中，来访者和治疗师会发挥创造性，探索不一样的沟通方式，并用不一样的方法处理重要的关系。但这不代表行为的改变就一定会发生，通常来访者在真正尝试沟通时会感到困难，或忘记访谈中谈到的方法。角色扮演给来访者一个安全的非批判的空间去尝试新的技巧，让来访者能有机会把技巧转换为自己的东西,并在练习中渐渐适应新的沟通方法。来访者也能在角色扮演的过程中得到治疗师的反馈,进一步改善技巧的使用。来访者在访谈中练习得越多,他们在生活中使用新技巧时就越自信,能更大程度地把技巧用到生活中。

在角色扮演前,可以让来访者思考几个问题(Mufson et al., 2004):

(1) 通过这个对话,你想让对方知道什么?

(2) 沟通如何进行才可以让你得到比较好的反馈和结果?

(3) 你怎么开始对话? 对方的反应可能是什么? 你下一步说什么?

很多时候,来访者在角色扮演前会感到很害羞,一部分来访者需要一些时间去适应在访谈中模拟对话。治疗师可以慢慢地帮助来访者适应角色扮演,让他感到自在,如先写下角色扮演的脚本,让来访者自由选择他们一开始想要扮演的角色(Mufson et al., 2004)。

以下例子展示了治疗师和来访者讨论角色扮演并拟定脚本的过程。

在上文 Z 同学的例子里,Z 同学在回家后和母亲发生了冲突,然后她和母亲都没有再提起过当时的事情。Z 同学想要和母亲再谈一谈那天的冲突,并想要利用这一次的沟通让母亲和父亲更了解自己在家里增添了新成员后的感受。治疗师在访谈中建议来访者练习一下如何与父母沟通这一话题。

治疗师:"通过这次沟通,你会希望妈妈了解什么?"(明确沟通的目标)

Z 同学:"我希望她知道小侄女出生后,我和他们就少了很多相处的机会,我经常会感到很空虚,我希望我们可以回到过去的关系。"

治疗师:"你希望在什么时候进行这一次沟通? 或许我们可以选一个爸爸妈妈都有时间且可以比较专注地倾听的机会。"(寻找更可能获得积极反馈和结果的方法)

Z 同学:"我可以选在晚上吃饭之后,这时候哥哥嫂子回家,他们会去照顾一下小侄女,爸爸妈妈会有点空闲时间。"

治疗师:"听起来你平时通常会通过电话和爸爸妈妈联系。我建议我们也选一个可以面对面的机会。"

Z 同学:"我想我可以在嫂子的妈妈过来帮忙的时候,或者我周末可以去哥哥家找他们。"

治疗师:"好的,那如果你见到了他们,你希望怎么开始和他们的沟通? 比如怎么样你可能可以得到比较积极的反应?"

Z同学:"或许我可以先谈点别的事情,像是问一下他们最近怎么样,让气氛可以轻松一点。"

治疗师:"你会怎么说?"

Z同学:"像是'爸、妈,这几天怎么样,小侄女有没有调皮啊?'"

治疗师:"你觉得他们可能有什么反应?"

Z同学:"他们应该会感到比较轻松。"

治疗师:"然后你希望怎么切入你想要谈的话题?"

Z同学:"我可以直接说'爸爸妈妈,那天我们吵了起来,我希望可以解释一下'。"

治疗师:"他们可能有什么反应?"

Z同学:"他们可能会不想谈,或者会说'哎,没事没事,过去了就好了'。"

治疗师:"这会让你有什么感受?"

Z同学:"我会觉得他们不重视,可能会感到有点烦躁。"

治疗师:"听起来这种反应可能会让你觉得很难说下去,我们可以回到我们切入的地方,你感觉你怎么开始话题的话,可能减少他们说出'过去了就好'这样的话?"(寻找更可能获得积极反馈和结果的方法)

Z同学:"我不知道。"

治疗师:"你感到他们可能不想谈,或许你可以先从认同他们的感受开始?"

Z同学:"那我可能可以说'爸爸妈妈,我知道你们可能不想谈,但我还是希望我可以解释一下那天我和妈妈的争吵'。这样子他们可能会更明白我想要谈一谈。"

治疗师:"这听起来很好,接下来你希望怎么说?"

Z同学:"我就直接说我的感觉就好了。'我那天生气是因为我们好不容易有时间可以一起相处,却因为小侄女生病了说取消就要取消。我感到很不舒服,觉得我的需求没有被重视。在我上学后本来我们就少了很多相处的机会,在小侄女出生后就更少了,我明白这是很正常的,但我还是希望我们可以留出一点时间一起做点事情。'"

治疗师:"你觉得你父母可能有什么反应?"

Z同学:"他们可能还是想解释他们是迫不得已的,或者是当时情况紧急。"

治疗师:"或许你可以告诉他们在那种情况下你希望他们可以怎么做?"

Z同学:"我觉得他们下次在做决定的时候可以和我一起商量。"

治疗师:"这样他们或许能更清楚地知道你的需求,你可能会怎么说呢?"

在治疗师和来访者一起拟好沟通的脚本后,治疗师和来访者就可以开始模拟实际的对话。来访者可以自由地选择自己感到自在的角色进行练习。治疗师可以鼓励来访者去尝试不同的角色,让来访者去体会从不同角度进行沟通的感觉。治疗师也可以通过扮演来访者的角色,给予来访者行为榜样。角色扮演时,来访者和治疗师不只要模拟理想的情景,还要模拟不理想的情景,从而让来访者有充分的心理准备,减少焦虑,增强应用技巧的信心。

在使用角色扮演这一技术的时候,很多时候来访者会对角色扮演感到害羞,有的来访者会因为社交焦虑而害怕进行练习(Mufson et al., 2004),有的来访者则是对角色扮演这种技术感到反感或怀疑,拒绝练习。

对于只是因不熟悉这一治疗技术感到不自在或害羞的来访者,治疗师和来访者可以仅去讨论角色扮演的过程。比如,治疗师可以先引导来访者去思考,如果回到生活中并要去使用新学的沟通技巧时,来访者会怎么开口、怎么继续话题、遇到别人的反应时会怎么回应,等等。在讨论过后,根据来访者的舒适程度再决定是否进行更生动的角色扮演。治疗师还可以用较戏剧化的方式引入角色扮演,如引导来访者想象打开电视或在电影院观看来访者遇到的情景时,剧情是怎么展开的,谁会先开口,另一个人会怎么回应,等等。

对于有社交焦虑的来访者,治疗师需要更谨慎地推动角色扮演的进程。可以像上文提到的那样先去讨论角色扮演的过程,帮助来访者对角色扮演感到更自在。治疗师也要和来访者一起讨论难度适宜的情景和话题,不要让来访者一下子面对太复杂的情景。治疗师还可以和来访者一起拟定细致的脚本，然后一句一句地慢慢练习。来访者也可以自由选择自己觉得轻松的角色开始练习。如果来访者非常焦虑，治疗师可以先进行"独角戏"，单独去扮演不同的角色，给来访者提供学习的榜样（Mufson et al., 2004）。

如果来访者对角色扮演这一技术感到反感或怀疑，那就不一定要使用角色扮演进行练习，技巧的学习可以通过别的策略进行，如作为家庭作业让来访者回到家中练习。

四、换位思考

来访者对自己、对他人和对沟通的言语通常会进行有一些偏差的假设。这些假设有时因受抑郁心境的影响而过于悲观，过于灾难化；有时是来访者较主观的看法，并未经过事实验证；有时是一些误会。这些有偏差的假设可导致：①来访者抑郁症状加重和维持；②沟通障碍；③来访者难以改善社会支持；④来访者对人际关系期望过于不现实。治疗师可以对来访者的认知进行干预。对于这种情况，认知行为治疗师通常会帮助来访者检验自动思维的证据进而挑战或调整认知，IPT治疗师则会更多地从人际框架出发，通过换位思考去进行干预。

换位思考常用的启发性提问有：

"如果同样的事情发生在你朋友/家人/同事身上的话，你会怎么想？"

"如果你的朋友/家人/同事知道你是这么想的，他们可能会说什么？"

"如果你的朋友/家人/同事在做同样的事情，你会怎么想？"

"怎么才能知道你身边的人的真正想法？"

"当对方说出这句话的时候，他可能有什么样的情绪？他可能是怎么想的？"

由于抑郁症状的影响，来访者可能会感到自己是没有能力的、没有人喜欢的或是不值得别人关心的。

以下是一位因母亲去世而患上抑郁症的来访者的访谈经过。

来访者："我的上司把工作给了别人，她一定是不相信我了。"

治疗师："是什么让你觉得上司可能会不信任你？"

来访者:"因为我最近连续犯了很多低级错误,有的甚至牵连到同事,让他们帮我补救。他们可能不想让我负责重要的工作,免得我犯错。"

治疗师:"如果你的同事A知道这件事,他可能会怎么想?"

来访者:"他也许会说我的上司是因为知道我家里的变故,想让我跟进一些压力不太大的工作吧。"

治疗师:"他可能会这么想,那我们想象一下同事B,她可能会说什么?"

来访者:"估计是一样的,觉得不要给我太多困难的工作。"

治疗师:"你最近犯了一些错,你觉得你的同事们会认为你不值得信任吗?"

来访者:"我不知道。我也不太敢猜。"

治疗师:"你觉得他们原来对你有什么印象?"

来访者:"我原来工作还挺认真的,我想给他们的印象就算不是优秀的也是努力的。"

治疗师:"如果是你的话,看到一位工作很努力和认真的同事最近连续犯了很多低级错误,你可能会怎么想。"

来访者:"如果这是发生在我同事身上的话,我可能会觉得她最近是不是发生什么事了。"

治疗师:"如果这位同事的错误需要你去补救的话,你会有什么感受?"

来访者:"我或许也会感到有点心烦,但更多的是担心。而且在工作中犯错是很正常的,互相补救也是很正常的,我应该不会很放在心上。"

治疗师:"那或许同事对你犯错的事情也有相似的感受呢?"

来访者:"也许吧。"

对于沟通中的言语和表达,不同的人听到可能会有不同的理解,治疗师可以引导来访者去思考对方言语的其他可能性,并引导来访者去尝试更清晰地了解对方的意思。

案例介绍

35岁的L先生半年前因优秀的工作能力被公司提拔为部门主管。升职了之后,L先生肩负的责任变得比以前更重,他觉得自己一下子压力倍增,许多任务都要直接向顶头上司报告,这一点让他感到畏惧。在接受新的工作后,因不熟悉,L先生出了一些差错,自此之后,他的上司偶尔会把L先生叫到办公室谈话,谈话时上司常常会直接指出L先生工作上的一些不足。L先生感到自己的能力无法胜任新的工作,感到自责,也认为上司也认定自己没有能力,觉得自己马上就不能继续工作了。

在治疗中,治疗师引导刘先生去做换位思考:

治疗师:"是什么让你觉得自己无法胜任工作的?"

L先生:"我的上司经常会把我叫过去,然后告诉我哪里我又做得不够好。"

治疗师:"他的原话是说你做得不够好吗?"(沟通分析)

L先生:"他通常是说'如果是我的话,我会用不同的方式'。"

治疗师:"你觉得从他的角度来看,他可能是想表达什么呢?"

L先生:"他可能是想教我一下吧。但我觉得如果我能力足够的话,他不会想要来教我的。"

治疗师:"我们来换位思考一下,如果你的上司对你的一位同事这么说,你觉得上司是认为同事的能力不够好吗?"

L先生:"如果是那样的话,我会觉得他只是认为事情能做得更好,或者是喜欢事情按他的想法来做,并不是针对那位同事。"

治疗师:"这么想的话你有什么感受?"

L先生:"可能会好一点吧。但是为什么他来找我谈话的次数这么多呢?"

治疗师:"如果是你熟悉的同事知道上司找你谈话的次数比较多,你的同事可能会和你说什么?"

L先生:"他们可能会认为,上司找我次数比较多是因为我新接手这个工作,需要适应,所以才会多教我方法。"

除了引导来访者代入不同人的角度去思考以外,治疗师还可以请来访者复述他人的原话。

治疗师:"当时你家人说了什么?"

来访者:"她说,'我又做错了什么,你还想要我怎么做?'"

治疗师："你当时有什么感受?"

来访者："我觉得被指责了,先是很生气,但之后我越想越多,觉得自己是不是真的错了,就变得很自责。"

治疗师："不如你试试代入到家人的角度,复述一下这句话,看看家人想表达的会不会有不一样的意思。"

来访者："我又做错了什么啊,你还想要我怎么做?"

治疗师："你有什么感受?"

来访者："我感到她可能确实感到疑惑,好像真的很迷茫。同时也有责怪我的成分,但好像更多的还是迷茫和挫败感。"

治疗师："这会让你有什么感受?"

来访者："我可能还是会生气,会觉得为什么她不明白呢。但是这种愤怒的感觉比当时要轻一点,因为我会觉得她不是真的在指责我,可能我也不会感到太自责。"

治疗师会去引导来访者从另一个人的角度思考来访者的措辞和表现对对方的影响,帮助来访者了解自己在沟通中承担的角色。比如,一位来访者在与家人沟通后,家人感到来访者没有在听自己说话,来访者感到很委屈,认为自己是有重视家人感受的。治疗师与来访者进行沟通分析时,来访者提到一个细节,就是当时家人找他沟通时,他正拿着手机在玩游戏,因为游戏在进行,所以他当时没有放下手机,而是一边玩手机一边和家人说话。治疗师让来访者站到家人的角度去感受那一次的沟通,来访者体会到了虽然自己认为自己有重视家人的话语,但自己的肢体语言还是会给人一种被轻视的感受。

患有抑郁症的来访者常常会感到自己麻烦了他人或是拖累了身边的人。这种感觉常常会让他们在有需求的时候不敢去告知家人。来访者常常也会对他人的评价和批评更敏感,很多时候他们会因为太怕他人感到自己不能胜任或有缺点,而不敢让别人知道自己的需求。

案例介绍

Z同学是21岁的大三学生,他在进入大三后渐渐感到没有动力,常常感到悲观、难过。抑郁症状让Z同学在学习过程中遇到较大的困难,很多时候无法在课堂上集中精神,导致他有时不明白作业的具体操作方法。因为没有完成作业,Z同学感到压力越来越大,不懂的课业越来越多,这让他感到更没有动力。

在治疗的过程中,当治疗师鼓励Z同学去尝试发展新的社会支持时,Z同学对自己的成绩感到羞耻,他觉得如果他向同学寻求帮助的话,同学就会知道他跟不上,有可能会看不起他。而且,Z同学也害怕浪费同学的时间,害怕同学因为礼貌不得不给他讲解,带着不耐烦的心情和他相处。

治疗师:"你刚提到你害怕同学会看不起你的成绩,而且对你的评价会变差。"

Z同学:"是的。"

治疗师:"你曾经有过被同学请教作业的经历吗?"

Z同学:"有,我大一的时候。"

治疗师:"当同学向你请教作业的时候,你有什么感受。"

Z同学:"我觉得挺开心的,因为别人愿意相信我。"

治疗师:"听起来被人请教作业是会让你感到骄傲的。你当时除了开心以外,还有什么样的情绪呢?"

Z同学:"我还有一些紧张,因为我怕教错别人。"

治疗师:"听起来被问作业的时候,你会更多地关注到自己的情绪。你还记得当时同学的反应吗?"

Z同学:"我好像不太记得了。"

治疗师:"那位同学作业不会做,你有在心里评价他吗?"

Z同学:"没有,其实不会做作业是挺正常的,可能只是一时没听,或者是刚好不懂。"

治疗师:"似乎如果是你的话,被问到作业时不会感到不耐烦,反而会感到高兴,而且你也觉得作业不懂是一件很正常的事情。"

Z同学:"是的,是一件很普通的事情。"

治疗师:"如果你去问你的同学,你觉得你同学会不会也是这么想的呢? 他们可能第一反应是开心的,觉得被信任了,而且他们可能更多地会担心你听不懂,而不是去指责你上课没有听。"

Z同学:"或许吧。"

治疗师:"你觉得如果是他们的话,会希望帮助你还是希望你不要麻烦他们。"

Z同学:"他们其实都是很好的人,可能会希望我有什么事情可以和他们说,不要憋在心里。"

在将IPT用于成人抑郁症来访者的治疗时,年轻的来访者会因社会经验较少或较简单而比较难想象他人是如何看待事情的,也可能会有较多非黑即白的假设。长期抑郁或是复发性抑郁的来访者因长期受抑郁症状的影响,会十分相信自己就是无能的、不受欢迎的,或会被讨厌的。他们做换位思考时常常会坚信他人就是讨厌自己的、嫌弃自己的,等等。

对于社会经验比较少造成的换位思考困难,治疗师可以利用心理健康教育去引导来访者看到事情不是非黑即白的,帮助来访者练习如何站在他人角度看问题,也可以利用自我暴露让来访者了解不同人会有不同的看法。治疗师亦可以利用治疗关系,在来访者对咨访关系有不准确的假设时当即澄清。

对于长期抑郁和复发性抑郁的来访者,治疗师的处理和上文相似。不一样的是,治疗师要先明确地告知来访者负面的自我认知和对他人评价感到敏感是抑郁症的症状,鼓励来访者在治疗过程中监测该症状,并留意该症状在人际关系改善或恶化时的变化。

五、如何画人际关系圈

人际关系圈(也称亲密关系圈,见图7-1)会在探索人际关系清单的时候使用,帮助治疗师更清晰地了解来访者的人际关系世界以及人际关系与抑郁症发生、维持的关系(魏斯曼, et al., 2018)。

人际关系圈的中心代表了来访者自己,最靠近中心的圈代表着和来访者最亲近、最重要的人际关系。第二个圈代表了较为亲密和重要的人际关系。第三个圈代表了并不亲密但重要的人际关系,或来访者认为需要让治疗师知道的关系。

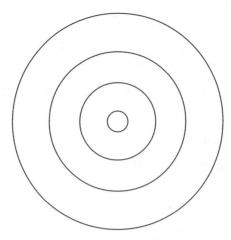

图7-1　人际关系圈

在来访者填写人际关系圈的时候,治疗师和来访者最好以互动的方式进行,来访者一边填写,治疗师可以一边了解被写上名字的人和来访者的关系。治疗师需要去留意每个被来访者填入的人的位置,来访者填写的时候呈现的情绪,也要去留意谁不在关系圈中。如一位来访者没有把母亲填入人际关系圈中,但治疗师在前一次访谈的评估里了解到来访者是与母亲一起生活的。治疗师后续在讨论人际关系清单的时候特意去了解了来访者这一举动的原因,发现来访者在抑郁发作后和母亲发生了摩擦。

人际关系圈会让治疗师对来访者的人际关系有一个初步印象。比如有的来访者最亲近的圈子里并没有写任何人,治疗师会考虑该来访者可能有人际敏感的问题。又比如有的来访者的亲密圈子里大部分都是过去的朋友,治疗师会考虑该来访者可能正在经历一些角色转换的问题,导致近期无法建立有意义的关系。但这只是初步印象,治疗师可以利用这些提示在人际关系清单中进行更多的探索和澄清。

人际关系圈填写完后,治疗师和来访者会更详细地探索来访者的人际关系清单。因为人际关系清单会在第二次访谈和第三次访谈中进行。通常没有时间回顾来访者全部的人际关系,所以治疗师要聚焦于与抑郁症最有关系的人际关系,和来访者主要的社会支持（Mufson et al., 2004; 魏斯曼et al., 2018）。如果有一些关系和抑郁症状关系较大,但来访者没有写在人际关系圈上,治疗师应和来访者商量,并预留时间去探讨那些关系。

治疗师会花时间去了解来访者特定人际关系的细节,治疗师会去了解:

（1）来访者和这人的关系、见面的频率和相处的情况。

（2）来访者和这人的关系是怎么发展的,来访者对其有什么期待?

（3）关系积极和消极的部分分别是什么?

（4）如果这段关系可以有改变的话,来访者会希望有些什么改变?

（5）来访者患抑郁症后,和此人的关系是否发生变化? 发生了什么变化?

（6）和这人的相处会对来访者的情绪产生积极还是消极的影响?

在做人际关系清单时,治疗师还需要去留意:

（1）来访者沟通的模式;

（2）来访者如何表达情绪;

（3）来访者如何处理冲突;

（4）来访者在遇到困难时会向谁求助;

（5）重复发生的人际矛盾、困难;

（6）来访者对关系的认知和理解。

治疗师通常会在探索人际关系清单的过程中更明确知道在中期阶段要去聚焦的问题领域。如果来访者的问题领域并不清晰,治疗师可以更明确地去问来访者在抑郁症状开始的时候,他是否遇到了四个问题领域中的问题(魏斯曼 et al., 2018)。治疗师可以问:

"你最近是否遇到了一些适应困难? 以前有感受到适应困难吗?"

"你的生活最近是否发生了变化?"

"你最近是否有重要的亲人或朋友离世了?"

"你最近是否与人发生了矛盾或冲突?"

"你在人际关系圈中填写的人当中,你觉得有谁与你的抑郁症和抑郁情绪有比较大的联系?"

人际关系清单还应包含来访者在关系中大多数时候的模式：

（1）来访者主要的社会支持是什么？

（2）来访者认为好的关系是和谁的？是什么样的？

（3）来访者认为消极的关系是和谁的？是什么样的？

（4）来访者通常是如何和他人相处的？

人际关系清单的信息会为问题领域的选择提供重要的参考，也提供了时间让治疗师与来访者建立关系。治疗师在后续的治疗当中可以持续监测来访者人际关系圈的变化，以及在和来访者探讨问题领域的工作进展时，来访者对关系的观念、对关系中问题的看法和沟通方式的变化。

第三节　终止阶段

一、如何结束和维持治疗

（一）终止治疗

IPT是一种有时间限制的心理治疗方法：短至3～6周、每周1次的短时间治疗方案，长至3～16周的长时间治疗方案。急性抑郁症的疗程通常为12～16周。IPT有三个阶段：初始阶段、中期阶段和终止阶段。有时也有第四个阶段：继续或维持治疗阶段，此阶段治疗师和来访者需要签订单独的治疗合约。

终止阶段的目标是：

（1）结束急性治疗，认识到分离是一种角色转换，因此可能会苦乐参半，但是分离而产生的忧伤和抑郁情绪并不是一回事。

（2）增强来访者的独立能力，虽然治疗即将结束，但来访者可以回到生活中独立应用新的人际交往技能。

（3）如果治疗效果不理想，治疗师需要帮助来访者减轻内疚、自责等情绪，并探索其他可能的治疗方案并及时转介。

（4）如果IPT急性治疗比较成功，但是来访者面临复燃或再发的高风险，治疗师需要与来访者讨论继续或维持治疗的必要性。

1. 明确地讨论终止治疗

IPT的第三阶段是结束急性治疗的阶段，在实际终止前几周就要和来访者提及治疗即将结束，需要和来访者一起回顾以前访谈的进展，明确地讨论治疗的终止。终止治疗就像处理一场毕业，应鼓励来访者探讨对于结束治疗的任何正面及负面感受。治疗师要向来访者强调急性治疗的最终目标是帮助其改善症状和提高生活质量，让来访者在结束治疗时知道抑郁可能复发，理解情绪和生活事件之间的关系，掌握处理人际情绪的新技能。治疗师和来访者之间的互动是临时的，并不能替代真实生活中的人际关系。

该阶段治疗师向来访者强调急性治疗期的目标是缓解抑郁症，帮助来访者学习处理与应对生活中工作、爱情、人际关系等方面事件的技能。治疗师与来访者开展有时限的心理治疗过程，仅是为了促进来访者的心理康复，这个过程不能代替来访者真实生活中的人际关系。来访者需要将心理治疗期间的学习和训练回归到现实生活中，去实践和面对，从而真正提升来访者自己的心理应对技能。

2. 识别结束治疗时的忧伤

结束治疗为来访者提供了一次处理一个常见难题的机会：和生命中一位重要的人说再见。很多来访者在结束治疗时会有些不安，治疗师会告知来访者有一定程度的忧伤是正常的，要解散一个这样好的治疗联盟是很困难的。可以利用该阶段帮助来访者识别因治疗结束而产生的忧伤和抑郁情绪的区别：忧伤是人际分离或丧失的一个正常的心理信号，但并不意味着来访者的抑郁又复发了。抑郁的来访者对忧伤情绪非常敏感，忧伤情绪会使其怀疑"自己的抑郁情绪是否又复发了"。这时可以帮助来访者去识别自己的"忧伤情绪"是一种分离产生的正常情绪。如果来访者不想立即结束治疗，治疗师通常会建议他在结束治疗后可以等一段时间（通常是几个月），看看是否需要进一步的治疗。如果来访者在这段时间内有新情况发生（比如在角色转换的治疗中有亲人突然去世），那延长治疗时间、增加治疗访谈次数也是可以考虑的。

3. 培养独立能力

为了避免来访者的依赖，治疗师须在治疗正式结束之前的几次治疗访谈时，采用渐进方式，陆续与来访者谈到未来结束治疗的可能性，并且处理来访者当时出现的反应，让来访者有充分的时间去面对结束治疗时的分离。许多来访者在治疗过程中症状会得到改善，但回想起几周前自己还处在抑郁状态，他们还是会对治疗停止感到焦虑，对改善效果是否持久仍缺乏信心，常常低估自己的能力。治疗师既要承认来访者的感受，也要帮助他们应对任何的曲解。治疗师可以坦诚地表示为结束彼此的关系感到遗憾，也为来访者在治疗中取得的成绩感到骄傲，并且相信来访者已经做好了准备，能够依靠自己的力量取得进步。用汉密尔顿抑郁量表评估来访者的抑郁症状,告知来访者其症状已得到明显的改善。有时来访者会将症状的改善归功于治疗师的帮助,这时治疗师应该强调来访者自己在心理治疗期间努力发挥的作用,是他自己的努力才使得症状得以改善。

在结束治疗阶段,可以让来访者通过回顾心理治疗过程,明确自身发生了哪些变化,获得了哪些新的应对技能,了解自己过去如何使用新技能改善自己的症状。治疗师应鼓励来访者思考在将来的生活中如何应用新技能,肯定来访者在心理治疗期间的努力成果。来访者可能会怀念治疗师的指导,治疗师可以告诉来访者依赖是有时限的,当来访者能更好地处理人际问题时,对治疗师的部分依赖感就会消失。

治疗师:"你好,我们目前已经完成了12周的治疗,未来还有4周的治疗时间,这以后我们就要结束该阶段的治疗过程了,你谈谈有什么样的想法和感受?"

来访者:"我现在想到快要结束治疗,心里就会有些不安,我不确定我的疾病有没有完全好转,我也会担心结束治疗后,我的疾病再发作怎么办?"

治疗师:"现在你把自己的想法和感受表达出来,就是一种非常好的沟通。在过去12周的治疗中,你通过自己的努力,与我一起了解了你的抑郁情绪与你经历的角色转换有关系,也学习了一些角色转换过程中的人际沟通技术。在角色转换的事件中,你体会到了一些情绪反应(担忧、不安、紧张等),当你面对这种情绪感受并进行良好表达时,你获得了新的情绪体验,这有助于你自己建立新角色的适应行为,你有了非常大的变化。"

来访者:"这段时间,我是尝试了一些自我调适和表达沟通的方法,我觉得这些都是你帮助的结果。"

治疗师:"通过这段心理治疗时间,你已经掌握了一些方法,但我们结束治疗时,你我之间约定的心理治疗时限已到,你可以把我们之间因心理治疗结束产生的分离,看作一次'角色转换'的自我实践机会。回到生活中去尝试,我们在心理治疗期间的关系,不能替代你自己原本的实际生活情况。"

来访者:"好的,我尝试一下。"

（二）维持治疗

IPT成功治疗的结束阶段应该包括讨论抑郁复发的可能性。可以与来访者解释，即使抑郁复发了，也不是来访者的过错，这只是慢性病程的一种可能结果而已，也仍然是可以治疗的。如果来访者之前有过多次抑郁发作或者经过IPT治疗，症状虽然已经改善，但仍有很多残留，那么他复发的风险会很高，在急性治疗的结束阶段有必要讨论预防措施。药物治疗目前被公认为对防止抑郁复发有效，但来访者需要长期坚持服药。

1. 适宜对象和禁忌对象

（1）适宜对象：CBT和IPT对抑郁症都有预防效果，因此对于急性期已经受益于IPT且复发风险高的来访者，维持IPT是一种应该考虑的选择方案。不适宜服药的妊娠期、哺乳期妇女以及无法耐受药物的老年抑郁症来访者及复发风险高但又不想服药的来访者也都是IPT维持治疗的对象。

（2）禁忌对象：具有强烈自杀念头，以及有精神分裂症、双相情感障碍病史的来访者是IPT的禁忌对象。

2. 调适

维持阶段治疗焦点仍然是与生活事件相关的人际交往功能和情绪障碍。

3. 时间限制和频率

尽管IPT维持治疗是长期的，但是治疗师和来访者仍需设定时限，一般6个月到3年不等。在临床实践中，治疗频率可以由来访者和治疗师一起协商决定：可以延续每周一次的急性IPT治疗方案，也可以是每2周、3周或4周1次的治疗频率。通常的做法为从每个月1次的访谈逐渐减少为每1～2个月1次的访谈。

4. 聚焦点

维持治疗的目标在于使残留症状最小化，以防止其他症状的再现，而不是减少急性期的症状。访谈应该包括回顾症状的出现或者与抑郁发作起始有关的问题再现。因为来访者和治疗师已在急性期合作过，所以在维持治疗阶段有可能继续完成在急性期开始的悲伤反应、角色冲突、角色转换、人际缺陷等治疗任务。在维持治疗期间也可能会出现新的生活事件或新的人际聚焦点。一位之前聚焦于角色转换的IPT来访者,同样也会遭受亲人去世时的悲伤反应,因此维持治疗阶段可根据具体情况灵活转移治疗聚焦点。当然,不管聚焦点是什么,治疗的主导思想永远保持一致:①抑郁症是一种能够治疗的疾病,它并不是来访者的过错;②人际交往的情况会影响情绪,反之亦然;③IPT的作用是帮助来访者认识到情绪与生活环境之间的联系,培养在人际交往过程中适当表达自己感受的技能,以使生活更加美好。

5. 巩固

抑郁发作后,来访者会体验到无助、绝望和无价值感,他的自信心需要数周甚至更长时间才能恢复。维持治疗的一个主要目标就是鼓励来访者去适当地尝试一些社交风险,去检验他们的正常情感,而不能因害怕再次抑郁而躲避现实。为了舒适地使用新社交技能,来访者需要在现实生活中多加练习,因此维持治疗是巩固前期治疗效果、鼓励来访者在社交场合中尝试社会风险、检验社交能力的阶段。

案例介绍

女,32岁,本科,公司职员,自述近2年来因丈夫有婚外情,她感觉丈夫在欺骗自己,两人经常发生争吵。来访者1年前生病住院,诊断为抑郁症,服用药物治疗。家人(婆婆)对来访者非常好,也不满意来访者丈夫的生活行为,在来访者生病时给予了就医照料和关心。来访者本来有工作,但在生病后就失去了工作,与婆婆一起生活。近半年又因与丈夫争吵,产生情绪波动、低落等症状而再次住院,诊断为复发性抑郁症,服用药物治疗。

（1）初步评估

来访者目前存在中度的抑郁情绪,在服用抗抑郁药物治疗,但仍存在情绪低落,自感生活没有意思,曾出现过自伤行为,目前经常失眠、做噩梦,工作效率较低。

（2）咨询目标及过程

1）第一次心理治疗

来访者自述自己患抑郁症均是由丈夫婚外情对自己的伤害造成的,她经常想为什么丈夫会这样对自己,不希望离婚,希望丈夫能回心转意,回归家庭过日子。目前经常失眠、做噩梦。

本次访谈主要评估了来访者的现况及情绪状态。来访者有中度抑郁,伴有焦虑情绪,有消极的认知思维,不愿意见人,少与人交流。通过初步评估后诊断为抑郁症,评估的问题领域确定为角色冲突。

本次访谈主要针对来访者开展现况评估,了解来访者目前的认知、情绪及行为表现,了解来访者的咨询需求。主要针对目前来访者的睡前焦虑、失眠、噩梦等症状引发的焦虑情绪进行放松和稳定化的技术,引导来访者接纳目前的状态——这些都是抑郁障碍的临床表现、症状。

2）第二次心理治疗

本次来访者讲述语速仍较缓慢,仍会对自己丈夫和婚姻状况感到苦恼,觉得自己的抑郁症都是丈夫的行为导致的。自述噩梦少了,目前还是在家,但较少与家人讲话,也能感觉到家人(婆婆、女儿)对自己的关心,喜欢一个人待在自己房间。有时想回到自家新房去住,但婆婆不同意,担心她会伤害自己,丈夫还是经常不回家(住在自家新房)。

在本次访谈中,治疗师主要评估和解释了来访者目前的表述、想法和感受均与抑郁障碍有关,同时对来访者的现况和感受表示理解。治疗师告诉来访者她正在经历生活中的一场抑郁障碍的"感冒",会有各种的症状,就像感冒时的发热、头昏、不愿意行动等(消极的想法、抱怨、愤怒、不愿意与人交流)。

本次访谈重点围绕来访者的人际关系清单进行讨论,了解到目前她最大的社会心理支持来自女儿、婆婆。女儿是来访者生活下去的希望,来访者希望女儿健康成长,希望自己能好好养育她。本次咨询过程中,治疗师让来访者通过觉察自己的想法和感受(消极、愤怒、担忧等)来学习如何与人相处,并鼓励她在生活中去尝试与女儿、婆婆互动。

3）第三次心理治疗

来访者自述在家里与女儿、婆婆相处起来总体还好,会陪女儿玩玩游戏等。本次访谈中,治疗师进一步了解了来访者既往的工作情况。生病前来访者工作能力较好,担任过部门组长,收入也可以,也会购物、陪女儿买东西等。来访者目前没有上班,她考虑过尝试上班,认为上班对自己会有一些益处。

本次访谈中,来访者觉得目前情绪较前稳定。访谈重点探讨了基于对女儿的抚育的生活愿望:她可以做些什么,是否尝试上班以让自己有些收入,如何给女儿呈现好的生活状态(女儿也担心妈妈生病,妈妈病好了,女儿的情绪、生活也会阳光)。在本次访谈中,来访者表示愿意为了女儿的健康成长尝试一下社会生活、工作,也沟通了一下工作、生活的安排。

4)第四次心理治疗

来访者准时来进行本次咨询,仍有婆婆、女儿陪伴。自述本周尝试上班,工作时自己的情绪状态会好一些(因为不希望让同事知道自己得了抑郁症),有时空下来了会想一下过去的事情。

治疗师评估来访者情绪较稳定,行为活动增多,开始参与社会工作。来访者自述在与女儿的交往中,感到女儿非常懂事,也关心自己。女儿愿意陪自己来心理咨询,希望自己好起来,这让她感到非常温暖。

本次访谈主要围绕来访者从生活中的人际交往中获得的良好感受,积极肯定其获得的变化,强调这些变化是她或她的家人(婆婆、女儿)希望看到和感受到的。本次访谈中来访者提出希望可以回到自家新房生活一下(新房装修好后,她因生病就一直没有去过)。治疗师与她讨论了去新房居住时与丈夫怎么相处并进行了角色练习,让来访者学习与自己的反应相处,学习不争吵的言语交流模式,专注女儿生活起居照料等。

5)第五次心理治疗

来访者感觉情绪稳定了,睡眠也改善了。自述目前已与婆婆做好了女儿上学接送工作的衔接,上班工作时的人际关系也较简单,只要做好自己的工作报表和汇报就好。本周回到新房住过2天,与丈夫见面,交流没有涉及婚外第三者。来访者自己也会联想,还是有情绪,但没有与丈夫起冲突,只专心照料女儿生活、起居、上学等事。

本次访谈重点围绕面对新环境时如何学习处理自己的感受和表达行为,训练来访者的觉察稳定化技术，建立新模式的表达沟通行为。

6）第六次心理治疗

本次访谈中来访者自述过去的事情就是故事，只要现在丈夫不再故意制造事端，她就把重心放在家庭生活上，照料抚养女儿。来访者目前还在坚持服药，并与治疗师讨论是否延长治疗间隔。本次访谈中重点讨论的内容包括：经过前面的治疗过程，来访者最大的感受和改变是什么。来访者也讲到她在这段治疗中情绪稳定、放松；女儿、婆婆的支持和心理治疗中的理解和训练指导，让自己有了希望。

此后，治疗因疫情原因中断。婆婆告知治疗师来访者目前情绪稳定，疫情过后会继续咨询。

二、如何处理治疗不顺利的情况

（一）被动的来访者

抑郁症来访者害怕社交中产生的各种冲突，他们倾向于社会退缩、被动。来访者认为愤怒是不好的情绪，会损害人际关系。治疗师应该让来访者学会采取行动，去表达他们自己的愤怒。治疗师应将人际违规行为概念化：当伴侣破坏了社交规则，比如人身攻击、外遇、言语暴力等，治疗师就将这些行为归为违规行为。这种做法可以帮助来访者去思考他们至少在道德上有得到对方道歉的权利。"你欠我一个道歉"已经成为他们的口号，来访者会感到压力自然释放而不再压抑。

（二）离题

明确治疗焦点可以提醒来访者抑郁发作这个主题，并保持治疗主题的延续感。如果来访者提到一个与目前主题相呼应的事件（比如与同事之间的矛盾和婚姻中的角色冲突类似），设法帮助来访者解决这个问题，然后指出两者的相似性，让来访者学会不偏离治疗主题直到问题解决。如果来访者离题了，治疗师要认真倾听，不要让来访者觉得他认为重要的事情被轻视，但同时提醒来访者你们曾经一起决定作为治疗中心的问题，尽可能地快速返回主题。重新回到治疗的过程不应该是机械和刻意的，而应该是一个有组织地围绕主题进行的自然过程。如果治疗中出现意外情况而需要更换主题（比如在治疗过程中配偶去世），则要和来访者及时沟通。

（三）沉默

沉默可发生在任何治疗中，这是治疗的正常组成部分。如果话题太沉重，来访者觉得无法继续讨论下去，就可能会出现沉默。治疗师无须探究，等待下一个话题自然出现即可。但如果沉默太久，则需要讨论。治疗师可以告诉来访者："有可能你已经感觉非常好了，没什么问题要进行讨论了。但如果你觉得问题还没解决，则可能需要想想是什么让你难以讨论你的感受。"对一些来访者而言，沉默是他们的人际模式。当他们不开心时，来访者不会讲出他们的想法。面对这种情况，治疗师需要直接指出来："当你抑郁时，是不是很难让别人知道他让你不开心了？对你来说，这是一种有效的交流方式吗？我还是鼓励你把你的感受讲出来，比起把这些不舒服的感受埋在心里，讲出来会让你感觉更好些。"

（四）迟到

在合适的时机，将来访者的迟到与他们觉得目前状况及治疗没有希望联系起来。不只是治疗，抑郁症来访者做其他很多事情也可能会迟到，所以责备疾病本身而不是责备来访者是很有帮助的："当你抑郁时，会感觉很糟糕，睡眠和精力都不好，确实很难来做治疗。"这样就避免了指责来访者因为抑郁症状而不能来治疗。

（五）提前结束治疗

来访者经常在治疗师准备结束之前自行脱离治疗，可能是因为来访者和治疗师对治疗协议尚未达成一致，或因为来访者觉得问题已经得到解决，也可能是治疗师错误地评估了来访者对治疗持续时间的期望以及他们对治疗师和治疗过程的反应。治疗师可以和来访者开诚布公地讨论，比如：①你为什么想提前终止治疗，这是你的选择，但是我们需要知道原因。②你不再感到抑郁了吗？③这些事情对你来说太痛苦以至于无法面对吗？④我们之间还有一些尚未讨论过的问题吗？⑤你是否觉得IPT对你不合适，想考虑别的治疗方法？

（六）自杀想法

自杀是威胁抑郁症来访者安全的最高风险，因此需要在治疗过程中持续评估来访者的自杀观念、企图和行为。有很多治疗师即使怀疑来访者有自杀的想法，也会回避询问自杀相关的问题，他们害怕会因此让来访者产生自杀的念头。可以告诉来访者："痛苦、绝望、自杀都是抑郁症的典型症状，这不是你的错，自杀是抑郁症最糟糕的后果。治疗后你有很大的可能会好起来，不再抑郁也不会再想自杀。"

（七）依从性问题

依从性问题可能会导致疗效不佳。依从性问题包括：拒绝服药、不遵守饮食和锻炼建议、不按时随诊。治疗师应该遵从"目前遇到的问题并非来访者本身的问题，而是抑郁症所导致的"这一原则：体能不佳、注意力不集中让来访者无法参加体育锻炼、忘记吃药，抑郁症来访者在很多事情上都容易不准时。但治疗师要向来访者强调不遵医嘱的危害，同时也尽可能地简化和个体化治疗方案。

（八）阻抗

治疗师应该明确阻抗的起源，包括来访者无法认识的和无法解决的无意识阻抗以及来自环境的阻碍。有五种处理阻抗的常用办法：①共情地鼓励来访者去做想做的事情；②解释或讨论阻抗如何干扰治疗过程，并明确指出来访者该如何去克服它；③解释阻抗所暗示的原因、理由及行为模式；④模棱两可地允许或与来访者的阻抗相妥协，而不去努力抗争以使来访者放弃它；⑤忽略或不带任何评价地接受它。

（九）转介

即由于治疗师无法解决来访者的问题，在征得来访者同意后，将来访者介绍给另外一位治疗师。因此，治疗师必须结束两人的治疗关系。因转介而结束治疗关系时，来访者可能会询问同时与两位治疗师进行咨询的可能性，或是在必要的时候回来找原来的治疗师。这时治疗师须先探讨来访者此种想法的原因，并且让来访者明白心理治疗伦理上的规定。因转介而结束治疗的分离境地，容易触动来访者的投射与移情，让来访者产生新的问题。在此情况下，治疗师只能以聆听、同理的姿态陪伴来访者，并在顺利结束两人的治疗关系后，建议来访者让新的治疗师了解他的状态。另一方面，来访者即将投入一个陌生的环境，必然因为面临新环境而焦虑不已。在治疗关系结束前，治疗师必须处理来访者当前的情绪，让他顺利地适应新治疗师的帮助。

三、转换治疗方法的考虑

没有一种治疗方法能使所有的来访者受益,如果来访者在进行了12～16周IPT治疗后没有获得症状的完全或部分缓解,甚至显示出明显恶化的迹象(例如自杀意念的出现),则需要重新评估,考虑换用另外一种心理治疗方法或更换为药物治疗。经常与IPT比较的两种常见心理治疗技术分别是认知行为治疗(CBT)和精神动力学治疗。IPT和精神动力学治疗都聚焦于情感,但IPT更聚焦于此时此刻而精神动力学则聚焦于童年经历。同时IPT聚焦于治疗室以外的生活而非在治疗室内的治疗关系。IPT和CBT都是有时限性的治疗,但IPT聚焦于人际关系中的情感和行为,而CBT聚焦于各种情境中的不合理的自动思维和信念。CBT经常会在每次治疗开始时制订议程,同时还会有包括完成特定活动和思维记录的家庭作业。所以,IPT与CBT及精神动力学治疗都不同,它没有两种方法中的许多核心技术。

对来访者的药物推荐通常取决于症状的严重程度、来访者的喜好、过去的治疗反应以及药物的禁忌证等。如果来访者有严重的睡眠和饮食障碍、躁动、迟滞、对生活失去兴趣、思维不连贯等症状,如果没有药物禁忌且抑郁症状负担太重,则应该考虑使用药物或合并心理治疗。而对有自杀危险的人,综合心理和药物治疗是必需的。

治疗师在开始治疗时就应和来访者讨论存在的多种选择,这样在治疗过程中来访者会觉得自己提出换用别的治疗方法是被允许的。治疗无效会让来访者更加自责,变得气馁而不能坚持治疗。如果来访者没有改善,IPT治疗师应该将其怪罪于治疗本身而不是来访者。可以跟来访者解释只有2/3的抑郁症来访者首次接受治疗有效,而大部分无效的来访者会对接下来的治疗有应答。此种讨论的目的在于考虑其他治疗方案的选择,找到一种更有效的方法来减轻来访者的痛苦。一些最初不愿意使用药物治疗的来访者也会因为与IPT治疗师有良好的咨访关系,而愿意在IPT治疗失败后尝试药物治疗,因此失败的IPT也可能有将来访者引向成功治疗结果的作用。生活压力所引起的抑郁症并不排斥药物的使用,我们的目标是来访者的康复,而不是对某种特殊治疗的过分痴迷。

表7-1　终止阶段的几种考虑

结局	表现
治疗评估	症状会起伏,所以要在症状维持在较低程度一段时间后再结束治疗
治疗较顺利	在治疗比较顺利的情况下,总结治疗的收获和改变,把所有功劳都归到来访者身上,赞扬来访者的努力,回顾来访者的行动。设计一个应对症状反复的行动计划,解释症状可能会反复,但这不是来访者的错,告诉来访者当感觉情况开始变差时,可以回到治疗当中。结束可能会带来悲伤的情绪,可以探索一下分离对来访者的影响
治疗并不顺利	在治疗进展得不太顺利的情况下,告诉来访者IPT有70%的机会可以缓解抑郁,但对一部分人来说可能会无效。无效不是来访者的错,只是我们有时要尝试一下才知道什么疗法适合什么人。告诉来访者还有许多疗法可以治疗抑郁症
维持治疗	对于一些长期抑郁、复发性抑郁或是有恶劣心境的来访者,建议在治疗结束后做维持治疗。访谈一月1次,持续6~12次
转换治疗方法	尝试7~8次访谈,如果症状越来越差,可能提示IPT不适合这个来访者

第四节　其他问题

一、治疗室外的关系：礼物

在心理治疗或其他治疗的过程中，难免会碰到来访者想要送治疗师礼物以表达情感的情形，在IPT治疗中也不例外。这种情况可能会发生在治疗的任何阶段，在结束阶段可能会尤为明显。那么，礼物代表和象征的意义是什么？来访者送礼物背后的动机是什么？作为IPT的治疗师，我们到底能不能收来访者的礼物？

在这一节中，我们将讨论来自来访者的礼物。

案例1

W女士是一位已经接受了IPT全程治疗的来访者，并且治疗已经结束。在初期，她因为搬家的原因，出现了人际交往变化，之前的朋友因为相隔太远，慢慢不常见面、联系减少，有些朋友甚至疏远了她。身边理解和支持她的人变少，家人也不理解她的行为（觉得只是失去了几个朋友），而她也不愿意主动和周边的陌生人交往。对于之前生活的怀念和对于现在环境的不满，使得她出现了明显的抑郁情绪。她在选择来到治疗室后，能够在整个治疗过程中积极配合治疗师，能完成治疗师布置的作业，和治疗师的相处也十分愉快，咨访关系良好。她的人际交往状态也发生了很大的变化，不仅交到了新朋友，情绪也有了明显的好转。在IPT治疗结束后不久，有一天她突然和治疗师联系并来到了治疗室，说最近自己出门旅行了，觉得当地有一个小摆件很好看，适合当作治疗室的摆设，所以就买下来送给治疗师，以表达对其的帮助的感谢。

处理：

来访者送治疗师礼物，背后会有很多意义，而且并不是每个来访者都会做这类事。在心理咨询和心理治疗严格的设置下，双方的治疗关系仅仅发生在治疗室内，在治疗之外的时间和空间里，咨访双方在无特殊情况时一般不会私下联系，比如互发信息、一起吃饭、一起逛街，或相互之间有人情往来等，IPT治疗当然也并不例外。

那么，作为治疗师该怎样去面对来访者送我们的礼物？W女士是一个典型案例，这种情形可能会发生在某些来访者身上，这一类礼物可能还有明信片、来访者家乡的土特产、来访者亲手做的小礼品等，通常价值都不高。在案例当中我们可以发现，首先双方的咨访关系建立得不错，来访者一开始因为搬家引起的人际交往减少，出现了明显的抑郁情绪。在选择IPT治疗后，她经历了和治疗师从陌生到熟悉的过程。在治疗过程中，治疗师运用相应的技术，鼓励其表达情感，尤其是对某些情境或某些人的真实的隐藏的感受，引导其接受搬家后人际互动减少这个不可改变的事实。在经过阶段性的治疗后，W女士通过与治疗师重新建立良好关系的过程，感受到了明显的人际互动，也能够主动去与陌生人建立新的联结，治疗取得了预期的效果。其次，W女士选择在治疗完全结束后才送治疗师礼物，并且价值不高，属于旅游时随手买来的小手办，更多地应该是表达一种感激之情，而且治疗室里确实也会有这样的一些小装饰。在这种情况下，治疗师可以评估咨访关系、治疗过程以及治疗结束过程等，如果都很顺利，那这样的礼物可以酌情收取。

案例2

Z先生是一位未成年来访者的父亲，在某事业单位身居要职。因为家里最近有了第二个孩子，Z先生的儿子出现了明显的情绪问题。Z先生的儿子觉得自己之前是独生子，现在突然多了一个妹妹，父母对自己不像之前那样关注了，更多的是关心妹妹。他不能适应自己哥哥的角色，产生了一种被忽视、被抛弃的感觉，情绪也变得很差，吃不下饭，睡不着觉，总想着让父母能够多照顾一下自己。通过别人的介绍，Z先生带着儿子来到治疗室打算做治疗，第一次见面就拿着两条名贵的烟说要送给治疗师，希望治疗师能好好照顾他的儿子，好好做治疗，并且希望治疗能有一个好的结果，儿子能够完全好起来。

处理：

同样是礼物，却有着不同的含义。Z先生通过别人的介绍，在第一次治疗时就带着贵重的礼物来见治疗师，希望治疗师能够照顾他的儿子，对治疗赋予了很多的意义和期待。其实,心理治疗中的设置也包含了治疗费用这一项,治疗师会根据自身学历、系统培训时长、执业年限、个案时长以及督导时长等来对治疗费用进行合理的定价。当有部分来访者为了自己的期望而送给治疗师价值较高的礼物时,在无形之中会给治疗师带来治疗以外的压力。

在这个案例中,Z先生的礼物就属于这种情形。他与治疗师第一次见面,在咨访关系完全都没有建立的前提之下就送治疗师贵重的礼物,一定程度上,这也表示了他某种自我防御的需要及控制的心理,甚至达到了阻碍咨访关系的地步。而且这会涉及很多方面的伦理问题,比如双重关系,或者背后有什么目的来诱惑治疗师等,其动机需要考量。这样的礼物对治疗师来说很可能是一种负担,如果治疗师选择收下这份礼物,在治疗过程中很可能会变得小心翼翼,会担心自己满足不了来访者的期待,对治疗也不会有任何的推进作用。所以,遇到这类礼物,治疗师一般会选择拒收,在拒绝的同时可以告诉来访者,治疗过程就像医生帮助病人一样,是治疗师的职责和任务,在工作期间双方能够互相配合,做好事情,就已经足够了。

二、家长想直接向治疗师询问未成年来访者的情况

IPT可以用于青少年的抑郁症治疗。Mufson等人(1999)进行了青少年抑郁症IPT人群调适(IPT-A),并在多项研究中证明了它的疗效,其证据等级为四颗星,即至少两项随机对照试验验证,或与已确定疗效的参照治疗疗效相当。同样,Dietz等(2008)对IPT-A做了适应性的调整,8~12岁儿童的抑郁症也可以被治疗,其证据等级为三颗星,即在1个对照试验中得到验证,显现出优于对照组的疗效。因此,IPT是可以用来对青少年进行治疗的。

在这一部分内容里,我们会讨论一下在对青少年进行治疗时,父母想向治疗师直接询问相关治疗情况时应该怎样合理处理。因为青少年的IPT循证等级较高,我们会举一个这样的例子。

案例3

Z同学是一名16岁的来访者,最近因为在学校里总是交不到朋友而苦恼,父

母觉得她的情绪不佳，于是来到治疗室寻求帮助。因为平时女儿不太愿意和父母交流，所以在治疗过程中，父母总是会寻找各种机会来向治疗师询问女儿的情况，比如在治疗结束时走进治疗室，或是治疗前希望和治疗师谈谈等，不仅仅关于治疗时的情况，还有她对父母亲的评价，或是对同学交往的感受，等等，家长想通过治疗师来更多地了解自己的孩子。

处理：

在中国，提到青少年，不免要提到他们的父母。与西方文化个体边界较为明确的环境不同，从中国文化的角度来说，父母与儿女的关系会比西方要紧密得多。中国的孩子从出生开始就面临着更复杂的家庭环境，依恋模式也更复杂，而分离个体化需要的时间也会比西方更长，这样就使得青少年的心理治疗中的边界会受到来自家长的更多侵犯，而这种侵犯会极大地影响治疗的进程。在治疗室里，青少年与治疗师的关系是良性的，有些抑郁的问题得到了缓解。但走出治疗室，回到家庭中那种相对糟糕的关系模式后，孩子还是会出现抑郁情绪。对于相当一部分中国家长来说，心理治疗的设置会给他们一种夺走自己孩子的感受，并且随着治疗的深入，家庭的问题暴露得越来越多，中国的家长会自然而然地希望尽量以短程治疗的方式尽快获得效果，而西方的家长则会有更多的耐心。

在IPT的治疗过程中，治疗师要把父母参与作为青少年治疗的必要条件。父母应该参与到治疗的初始阶段之中，比如收集有关父母的担忧和家庭应激源的信息，签署治疗协议，制订治疗目标，并与和孩子关系比较亲密的家长进行二元访谈。IPT治疗师鼓励孩子和父母进行沟通，表达自己的真实感受，这其实也是人际互动的一部分。也可以适当地和孩子讨论他与父母之间的关系，而不是让孩子有种被迫暴露在家长面前的感觉。这也给孩子提供了练习新的沟通技能的机会，同时治疗师提供指导使用这些技能的机会，如果需要，可以建议父母做以家庭为基础的IPT治疗，让父母系统性地参与(Mufson et al., 2004)，具体操作会涉及以下几点：

（1）增加家长参与的结构化的二元治疗，即增加与家长的个体访谈、家长-孩子的教学、有关沟通和培养解决问题能力的角色扮演。

（2）调整父母对抑郁症孩子在各种环境中表现的期望,提供养育策略,减少亲子冲突。

（3）增加对共病社交焦虑的关注,减少抑郁症儿童的人际交往回避,提高他们与同龄人交流和解决人际问题的技能。

三、自伤自杀风险

案例4

L女士的丈夫在半年前因为疾病的原因突然离世。在丈夫生前,他们夫妻两人的感情较好,因此丈夫的离去让L女士完全不能接受。她整日以泪洗面,沉浸在悲伤、抑郁的情绪之中,不能正常工作,茶饭不思。最近她在家人的陪同下来到治疗室,治疗师观察到她的手臂内外侧均有青紫的淤痕,治疗师询问原因,L女士表示因为实在太思念丈夫,感到十分痛苦,因此通过狠狠地掐自己,让自己感受到疼痛,来缓解对丈夫的思念情绪。此外,她还表露出了活着没什么意思,想随丈夫而去的念头。

处理:

抑郁症来访者很痛苦,尤其是在悲伤领域,配偶的离世是生活事件中的压力之首,他们会感到绝望,所以出现自伤及自杀想法的现象很普遍。而现今青少年群体中因为抑郁情绪引起的自伤行为也十分常见。自伤自杀是所有心理治疗中威胁来访者安危的最大风险。因此,了解自杀观念、计划、企图是治疗初始评估的重要部分,也应该在治疗中持续进行。其中的评估包括以下部分:

（一）对自伤行为的评估

首先要关注自伤的方式和严重程度。比如对于通常的刀划伤手臂行为,在来访者同意的前提下可以检查伤口,如情况较严重则建议先进行医学处理。如果伤口已经愈合或情况较轻微,治疗师可与其讨论自伤当时的情形与体验,比如:什么情况下自伤? 自伤后感觉如何? 用何种方式? 治疗师不要回避这个话题,要以自伤为切入点,更好地了解背后的心理问题,包括来访者的个性、目前症状的严重程度以及社会支持等相关的资料。

在此过程中，也可以进一步探讨自伤的动机。通常自伤有两种动机，一是为了管理和调节情绪，通过这种行为来缓解烦躁、痛苦、郁闷等负性的情绪或者诱发出愉悦、放松等正性的情绪。另一种常见的自伤动机是为了解决人际困难，这恰巧也是IPT治疗的方向。自伤者通过这种行为去控制某种情境或他人，这可以视为寻求人际关注、缓解人际压力的信号。还有部分低自尊的自伤者，他们的行为可能是出于自责、自我惩罚的动机。

（二）对自杀的评估

（1）询问来访者咨询过程中关于自杀的意念，包括潜在的自杀意念、相关线索、既往自杀行为、首选的方案以及未来的计划等。可以直接询问有关自杀的问题，不要回避。治疗师结合对来访者的了解进行评估。

（2）了解来访者的抑郁症病史、是否用药、睡眠饮食状况等，以及这些因素对来访者心理稳定性和认知的影响。

（3）与来访者家属进行沟通，了解来访者本人及家族成员的心理风险因素，来访者是否有过重大的心理创伤。评估这些因素对来访者自杀意念的影响。

（4）评估来访者的社交功能、社会压力情况、经济压力情况，以及负面生活事件等压力情境在来访者身上持续的时长，评估来访者的社会支持系统、外部资源的质量和来访者使用资源的能力。

如果一个人有明确的在近期结束自己生命的计划，则需要采取紧急的治疗及转介以保障安全，比如与相应社区、精神专科医院等联系，等等。另外，自杀的干预主要在预防，预防自杀可分为三级。一级预防主要是指预防个体自杀倾向的发展，主要措施有管理好农药、毒药、危险药品和其他危险物品，监控有自杀可能的高危人群，积极治疗自杀高危人群的精神疾病或躯体疾病，广泛宣传心理卫生知识，提高人群应付困难的技巧。二级预防主要是指对处于自杀边缘的个体进行危机干预，通过心理热线咨询或面对面咨询服务帮助有轻生念头的人摆脱困境，打消自杀念头。三级预防主要是指采取措施预防曾经自杀未遂的人再次自杀。

四、来访者与其他来访者交流抑郁症

在现实情况中,有相同疾病的人群总会有一些"同病相怜"的感觉,他们会喜欢凑在一起交流各自疾病方面的感受。有部分抑郁症来访者也希望有这样的机会,能和患同样疾病的来访者增进交流,以更好地理解自我和自己的情绪,获得更多的支持。他们通常会在网络或现实世界中尝试寻找自己的同类,但也有部分抑郁症来访者会因为自己的懒散、情绪低落、自责自罪感等而想一个人待着,或者会觉得和其他来访者交流很麻烦(或者很羞耻),甚至会给别人造成困扰,也不希望别人来打扰到自己等。那么,在IPT治疗中,如果有类似的来访者,作为治疗师应该怎么去处理呢? 我们来看一个案例:

案例5

S女士是一名换工作不久的白领,她对自己的新单位感觉很不适应。虽然工作的内容和之前的岗位也差不多,自己能够胜任,但和新同事的关系始终热络不起来。她毕业后就开始一个人来大城市打拼,身边没有什么朋友,一般也只能和同事聊聊天。换了单位后,以前的同事都比较忙,会经常加班,也不可能在下班的时候来陪自己,所以S女士时常会觉得很孤独,久而久之就出现了情绪低落、吃不下饭、记忆力差等症状。她开始IPT治疗后,和治疗师表明很希望在治疗外的时间能找到有相同感受的人一起交流,问治疗师是否能提供一些帮助。

处理:

在IPT的治疗中,一般我们会鼓励来访者和别人交流,因为这是提高沟通能力的一个有效方式。但在来访者和其他来访者交流的问题上,我们持保留意见。因为我们不确定这种无框架无设置的交流是否会更进一步影响到双方的情绪。这种影响是正性的还是负性的,是否会影响到正常的治疗过程……一切都是未知的。因此,在来访者提出这样的要求时,治疗师应该强调治疗的专业性,并鼓励来访者对治疗师表达出更多的情感以及对抑郁症的看法及感受。当然,如果条件恰当,IPT治疗师可以将其引入IPT团体治疗当中,在专业人员的带领下进行来访者之间有设置的团体内部沟通会更为合适。

下面简单介绍一下IPT的团体治疗：

Wilfley等（1993）是IPT团体治疗的先驱，他们最先用IPT对非清除性的暴食症来访者进行调适，在解决各不相同的IPT焦点问题上，Wilfley让所有人都聚焦在人际缺陷问题领域。"人际缺陷"意味着没有明显的生活事件，长期社交孤立，在团体互动中可能会遇到同样的困难，他们虽然不能亲密无间，但至少可以在团体中进行表面上的相互交流，共享的人际问题概念为团体提供了一种有益的同质性。

乌干达研究首次对成人抑郁症进行了团体IPT调适。乌干达研究的基本框架是：每个团体小组由8～10名重度抑郁症来访者组成，男性和女性参加不同的小组，因为该组织认为病人不会在男女同组的人群中自由交谈。团体中的每个成员都将被要求谈论引发他们抑郁的问题、倾听别人的问题、寻找新的理解和处理这些问题的方法，以改善抑郁症状。关于隐私保密问题，团体成员被要求不向团体以外的任何人披露访谈内容。为了避免被误解成一种阴谋，组长鼓励团体成员向亲属简单说明团体的目的，但避免讨论具体内容。2016年10月，世界卫生组织发布了有8次访谈的团体IPT手册，目前该手册可以在网上下载。

（缪群芳，余鸽，刘健，蔡雯）

第八章

IPT 的重要变体版本：简短人际心理治疗 IPT-B

本章摘要

本章分为两个部分,第一部分介绍了简短人际心理治疗(IPT-B)的起源与发展,以及在中国使用IPT-B的可行性和必要性。还阐述了IPT-B治疗抑郁症的循证依据,目前的临床数据支持了IPT-B在包括基层社区卫生保健机构抑郁症来访者、抑郁症女性、产前及产后抑郁症女性群体中的显著疗效。本章简述了IPT-B与IPT在时限性、治疗师的角色、聚焦此时此刻、医学模式、与情绪的关联等方面的异同。IPT-B保留了标准IPT的结构,但采用了一系列策略来提取最重要的成分并加快了时间进程。本章还介绍了IPT-B在治疗中的一些特点和技术。

第二部分介绍了运用IPT-B治疗一位在新冠疫情期间出现抑郁情绪的孕妇案例。案例中C女士怀孕,有一个7岁的大女儿。丈夫因为新冠疫情不常在家,婆婆来到家中照顾C女士,C女士继而与丈夫产生了一些冲突,情绪低落。治疗师将C女士的问题归为角色冲突,并运用心理健康教育、沟通分析、角色扮演、家庭作业等IPT-B技术与C女士一起工作。在结束治疗后,C女士不仅夫妻关系得以改善,她的抑郁情绪也得到了缓解。

Summary

This chapter is divided into two parts. Part one describes brief interpersonal psychotherapy (IPT-B). It introduces the origin and development of IPT-B, and the feasibility and necessity of using IPT-B in China. The evidence-based evidence of IPT-B in the treatment of depression is also described in this part. The current researches support the significant efficacy of IPT-B for depression patients in the community health care institutions, depressive women, women with prenatal or postnatal depression. This part also outlines the similarities and differences between IPT-B and IPT on time limit, non-neutral therapist, "here and now" focus, medical model, and link between mood and event. IPT-B retains the structure of standard IPT but employs a series of strategies to distill its most important ingredients and hasten its time course. The characteristics and techniques of IPT-B were described in this part.

The second part introduces a case, who was a depressive pregnant woman treated by IPT-B in the COVID-19 epidemic period. C, a mother of a 7-year-old daughter,was pregnant. Her husband were rarely at home during the COVID-19 epidemic period. Her mother in law took care of her, and there were some conflicts between C and her husband. The therapist selected the interpersonal disputes as C's problem area, and used the psycho-education, communication analysis, role play and IPT-B homework to work with C. And at the end of IPT−B, C not only improved her relationship with husband, but also alleviated her depressive mood.

第一节　简短人际心理治疗(IPT-B)概述

一、IPT-B的起源和发展

标准版人际心理治疗(IPT)对抑郁症的疗效已获得广泛实证支持，作为一种有针对性的、与药物治疗兼容的心理治疗方法，IPT具备在医疗系统、教育系统和社区推广普及的巨大潜力。

在临床实践中，IPT治疗师常常发现并不是所有来访者都能坚持完成标准疗程的IPT治疗的，尤其是受限于工作、学业时间的人群，以及受限于身体状态和家庭因素的围产期及产后女性群体。例如，Swartz等发现，即使与女性来访者约定了16次的IPT访谈，"完成"治疗的来访者平均参加的访谈次数为8次(Swartz et al.，2004)。在中国，心理治疗的对象主要包括小学及初高中学生、大学生、公司职员、失业人员、孕产妇、老年人等。其中，17岁以下的3.4亿儿童和青少年中，约有3000万人受到情绪障碍和心理行为问题困扰(倪子君，2004)。中国孕产妇群体中，孕28周抑郁症状检出率为25.4%(杨婷等，2015)，产后抑郁发生率约为14.7%(钱耀荣等，2013)。由于返校时间、学业压力、课外活动安排等因素的影响，小学及初高中学生能够承担的心理治疗次数较为有限。孕产妇来访者则面临由身体因素导致的精力限制，和因照顾孩子、准备食物、哺乳等因素导致的时间限制，有些还承受经济压力，以致无法完成标准疗程的IPT治疗，或者因较长的疗程对心理治疗望而却步。因此，在实践中能够用访谈次数更少但仍保留IPT基本结构的治疗对此类人群尤为重要。

IPT-B是IPT的重要变体版本，是由Gerald L. Klerman博士、Myrna M. Weissman博士和同事设计和验证的一种抑郁症治疗方法(Swartz et al.，2008b)。它最初是为患有抑郁症的母亲设计的，后期实证研究也涵盖了IPT-B在低收入国家抑郁孕妇中的应用。IPT-B的基本概念和技术参照IPT，但在细节上做了一些调整，使之更适合在8次访谈中达成治疗目标，具体的异同将在本节后续内容中做详细描述。

IPT-B使用了8次访谈（有时在正式开始前会加1次摄入性访谈，如果这样那访谈次数就是9次），以代替标准IPT的16次访谈。心理治疗的访谈次数（或疗程）一般受流派和治疗目标影响。针对抑郁症的以缓解症状为主要目标的心理治疗通常包含12～20次访谈（Koss et al.,1994）。对多种心理治疗的大样本荟萃分析发现，半数来访者在8次治疗内实现了症状缓解（Howard et al., 1986）。英国的一项随机对照研究比较了认知行为疗法（CBT）和动力性人际关系疗法（psychodynamic-interpersonal therapy，PI）对抑郁症的疗效，并且比较了两种疗法的8次访谈和16次访谈的疗效。研究者发现，与8次访谈相比，16次访谈在两种疗法中并未展现出优势，甚至对于动力性人际关系疗法，8次访谈的治疗效果优于16次（Shapiro et al.,1994）。Swartz等认为，从治疗开始就对疗程设限，会使来访者的期望和表现不同，因而促使来访者和治疗师更努力、更有效率地工作（Swartz et al., 2008b）。

在特定人群中使用IPT-B，一方面给快速解除抑郁症的痛苦提供了一种可能性，另一方面也提高了心理治疗对于抑郁症人群的潜在吸引力。

二、IPT-B治疗抑郁症的循证依据

Swartz教授团队早前已进行了3项IPT-B的试验性研究。在第一项研究中，接受IPT-B治疗的抑郁症女性与接受舍曲林药物治疗的女性比较，8周后均有所改善，而IPT-B组比舍曲林组改善得更快（Swartz et al., 2004）。第二项研究探索了IPT-B在有12～18岁患精神障碍的孩子的抑郁症女性群体中的应用，与基线比，完成治疗后被试者的汉密尔顿抑郁量表评分降低了11.3分（Swartz et al., 2006）。2008年开展的研究在第二项研究的基础上增加了样本量，涵盖了有6～18岁患精神障碍的孩子的抑郁症女性群体，并且在3个月和9个月后进行了追踪调查。结果显示，与常规治疗组相比，IPT-B组在抑郁和精神康复量表上的评分均显著降低（Swartz et al., 2008a）。

IPT-B的循证依据呈持续增长趋势。Graham将应用人群拓展到基层卫生保健

机构的抑郁症来访者。随机对照实验表明,与等待治疗组相比,接受了IPT-B治疗的来访者抑郁症状减轻程度更高(2006)。Lenze和Potts比较了IPT-B和常规治疗方法在妊娠12～30周的抑郁症孕妇群体中的疗效,结果显示,IPT-B组和常规治疗组的孕妇在治疗后抑郁评分均明显降低,但与常规治疗组相比,IPT-B组的参与者报告称,他们的社会支持满意度显著提高(Lenze et al.,2017)。

目前的临床数据支持了IPT-B在包括基层社区卫生保健机构抑郁症来访者、抑郁症女性、产前及产后抑郁症女性群体中的显著疗效。

三、IPT-B与IPT的异同

IPT-B与标准版IPT在理论基础、基本概念和总体使用的策略技巧上是相同的,但在操作上有些区别。下文介绍了主要差别,也引用了Swartz等(2008b)在IPT-B治疗手册中的表格,对两者进行了技术细节比较。

(一) 时限性

IPT是一种致力于缓解当下抑郁症状与人际关系的心理治疗方法,较少关注来访者长期存在的问题或人格变化,因此与其他流派比,它更强调时限性。IPT-B作为IPT的简短版本,更加强调时间的"杠杆"作用。每次访谈开始时,治疗师都会提醒来访者当前的访谈次数与剩余的访谈次数,因此治疗师与来访者会感觉到一个象征意义上的时钟在滴答作响。出于时限考虑,治疗会更紧密地聚焦在一个核心的人际问题领域。

IPT-B的8次(或9次)访谈一般安排为一周1次,总体而言,在14周内完成访谈是可行的。这使其有一定时间弹性,又不至于绵延太久,以至失去了简短治疗的初衷。

(二) 治疗师的角色

在前面的章节中,我们已经提到IPT治疗师在治疗过程中所扮演的角色:主动、高度投入、乐观和现实主义态度。在IPT-B中,治疗师需要更加努力。比如,治疗师应该更迅速地进行人际问题概念化,并在有限的访谈中密切聚焦已选定的问题领域。这要求治疗师在来访者偏离治疗目标时主动进行重新定向,并且努力争取最优化使用每次访谈。它也要求治疗师在问题领域之间谨慎权衡,选取最重要、最突出的一个作为聚焦点。

(三) 聚焦"此时此地"

与IPT一样,IPT-B也是关注此时此地的治疗方式。有关过去的经历、事件、关系的信息可以被收集和讨论,但不是IPT-B的焦点。IPT-B访谈仍强调聚焦这一周发生的事件,并且比IPT治疗师更聚焦于眼下的人际关系。如后文所述,缩减版人际关系清单(constricted interpersonal inventory)将帮助治疗师和来访者将注意力主要放在最近的关系上。

(四) 医学模式

在采用精神疾病的医学模式这一做法上,IPT-B与IPT是一致的。治疗师将帮助来访者理解,抑郁症是一种疾病(而非缺陷或弱点),并赋予来访者病人角色。IPT-B也与药物治疗完全兼容。

(五) 情绪与事件之间的关联

IPT-B保留了标准版IPT中情绪与事件关联的核心观念,鼓励来访者探索自己的症状与人际事件之间的联系,从而推动他们通过处理人际问题达到情绪的改善。

表8-1　标准IPT与简要IPT(IPT-B)的比较(Swartz et al., 2008b)

领域	IPT	IPT-B
目标	解决抑郁发作	解决抑郁发作
治疗时长	12~16周	8周
治疗的初期阶段	3次访谈	2次访谈
治疗的中期阶段	7~11次访谈	5次访谈
治疗的终止阶段	2~3次访谈	1次访谈
访谈的频率和持续时间	每周45分钟	每周45分钟
人际关系清单	是	是

续表

领域	IPT	IPT-B
人际交往领域	悲伤反应或复杂的哀痛 角色冲突 角色转换 人际缺陷	悲伤反应或复杂的哀痛 角色冲突 角色转换 (人际缺陷被省略)
人际交往作业	非正式的——虽然来访者被期待在两次访谈间进行人际方面的改变	是的——正式要求来访者在访谈间做家庭作业
行为激活	没有特别说明	鼓励来访者参加以前喜欢的活动,例如培养一个爱好或参加教堂活动
功效	完善的	初步研究表明疗效
时间杠杆	是	是的——更是如此

四、IPT-B治疗结构

总体来说,IPT-B保留了标准版IPT的治疗结构,但采用了一系列策略来达到精炼的目标,并且加快了治疗进程。

(一)初始阶段

IPT-B初始阶段的目标与标准版相同,但限定为2次访谈。第一次访谈末尾,治疗师会给出一个初步的个案概念化,在第二次访谈中可能会被修改。

IPT-B中,治疗师使用缩减版人际关系清单,以利于将治疗聚焦在最为重要的当前可触及的关系上。例如,治疗师会问"你现在与谁住在一起?""最近你向谁倾诉?""哪些是你工作中重要的人?""在这周里你经常与谁联络?"等问题,来探查眼下的重要人际关系。IPT-B中会采集一些原生家庭的人际关系的基本信息,但除非它们与目前的抑郁症状有关,否则治疗师不会过多讨论这些关系。

选择问题领域仍为重要任务,但与标准版IPT不同,IPT-B治疗师只选择一个问题领域，并且在选择时应当考虑在有限次数的访谈中处理该问题领域的可行性。在理想情况下，选择能在8次访谈内处理的问题。这指的是基于来访者现有能力和资源，考虑能够在短期内做出努力的问题领域，而非试图纠正长期存在的个性问题或难以改变的人际模式。例如，一个来访者在产后经历了争吵和离婚，IPT-B治疗师可以帮助她从目前可获得的人际关系资源中寻找支持，比如父母、亲密的朋友、可靠的同事，而非与她探索长久以来的充满冲突的亲密关系模式。

由于时间限制，在IPT-B中通常还要避免选择人际缺陷领域。在目前的临床经验中，治疗师能否在8周内采用人际缺陷策略促成改变仍是一个存疑的问题。从另一方面来看，IPT-B中的许多策略，比如沟通分析与角色扮演，也能从侧面弥补人际缺陷——即使不选择人际缺陷作为问题领域。

相比IPT在第三次访谈结束时形成较为明确的个案概念化，IPT-B要求治疗师在第一次访谈结束时就能完成初步的人际问题概念化，以此来"快速启动"。有时，这要求治疗师对于可能的问题领域做出一个"最佳猜想"，并积极地与来访者讨论他们想在治疗中解决的问题。在第二次访谈中，治疗师继续收集信息，允许来访者明确概念化，以及在必要时重新审视问题领域的选择。在第二次治疗的结尾，治疗师要给来访者提供修正后的人际问题概念化。双方都接受的人际问题概念化标志着初始阶段的完结。

IPT治疗师对病人角色的强调贯穿治疗始终。在IPT-B中，治疗师会鼓励来访者在治疗中承担更多责任。比如，通过强调时间的有限性和强调IPT-B是一种改变的治疗技术，治疗师鼓励来访者尽可能地多尝试人际上的冒险和改变。有时，抑郁症来访者的症状让他们更容易感到挫败或绝望，治疗师在治疗中也要注意维持推动改变和充分共情之间的平衡。治疗师可以通过强调抑郁症是可以被治愈的疾病这一事实，以及传递更多希望（例如告诉来访者，随着你的逐渐好转，你会感觉到许多任务变得更容易应对），来帮助来访者承受治疗中不断增加的要求。

（二）中期阶段

IPT-B的中期阶段一般涵盖第3～7次访谈。在这一阶段中，治疗师主要与来访者一起聚焦于在初始阶段选定的人际关系问题领域。每次访谈以回顾来访者上周的情况作为开始,来访者则可能以情绪或生活事件作答。如果来访者提供了有关人际关系的事件,那么治疗师应该把事件与来访者的情绪联系起来,反之亦然。

就像IPT一样,IPT-B的治疗师用多种技术来更好地理解来访者的情绪以及人际关系问题,包括:询问来访者在特定情境下想要什么,探寻人际关系的细节,激发情感并且把这些情感和人际关系或者人际角色联系起来。治疗师同时也可以使用提高社交能力及活动水平、沟通分析、角色扮演以及澄清技术等策略来帮助来访者对抗抑郁症状。中期阶段使用的策略和技术与标准IPT是一致的,细微的差别在于,为了促进改变,IPT-B有时会用到更多策略。

人际家庭作业是IPT-B治疗师比较常用的加速进程的技术。在每次访谈末尾,治疗师都与来访者共同商定本周与人际关系有关的实操练习,以此进行一定的冒险和改变。需要注意的是,与标准IPT中一样,治疗师应以非评判性的方式与来访者讨论家庭作业。如果顺利完成,治疗师应该给予积极反馈,同时询问作业对来访者情绪的影响。如果来访者没有完成作业,治疗师应当归咎于抑郁症而非来访者,继而尝试了解来访者在完成作业时遇到的困难,调整难度使作业更容易被完成,或者与来访者一起寻找克服困难的办法。

以下是一些IPT-B家庭作业的例子[部分引用或改编自Swartz等(2008b)编写的IPT-B治疗手册]:

- 和你的丈夫谈话,告诉他你对他每天晚上总是不见踪影的感受,要求他能够花更多时间待在家里。
- 找一些自己感兴趣的领域的课程,或自我提升课程。
- 本周和你的孩子在晚饭后散步两次。
- 花一个小时和你的女儿谈话,和她谈论她的暑假计划,讨论你对她有太多无规划时间所感觉到的焦虑。
- 邀请你孩子同学的妈妈周末带着孩子一起出来玩。
- 和你的兄弟姐妹商量分时间照顾或陪伴妈妈,这样你就可以有一些时间可以空出来。

- 去给母亲扫墓，可以叫一个朋友陪你一起去。

- 在周末分配一些家务给你的孩子去完成，这样你就不会总是觉得家务令你不堪重负了；当孩子们完成任务以后给他们一些鼓励，比如在事情都做完以后，出门吃大餐，或者一起看电影。

- 这一周的每一天至少花半小时去做一些你想做的事情——一些只是为自己做的事情。

IPT-B从认知疗法中借鉴了行为激活的部分，来帮助来访者探索是什么阻碍了他参与某些活动以及抑郁症对于参与这些活动的影响；讨论能够用哪些方法重新参与这些活动，以及采用逐级渐进的方式来帮助来访者再次激活有益的社交行为。

在这一阶段中，治疗师会持续地支持来访者的自我效能感。通常有两个有用的技巧：一是鼓励来访者用循序渐进的方式来不断完成人际任务，以获得成功经验，增强对自己能力的感知和认可；另一个是对来访者的成就和能力表达赞赏、鼓励和信任。

（三）终止阶段

第七和第八次访谈是IPT-B的终止阶段。与IPT不同的是，IPT-B的终止阶段来得更早，并且在整个治疗过程中，治疗的结束始终没有远离过来访者和治疗师的脑海。治疗师将以回顾已完成的工作和展望未来结束治疗。议题主要包括治疗师引起和处理来访者对治疗结束的情绪反应，一起回顾治疗效果和治疗中获得的技能，识别尚未解决的问题，讨论如何识别和应对将来可能的抑郁复发。

即使被证明在很多情况下有效，IPT-B仍有可能对某些来访者不起作用。一般情况下，我们预计会在第四次访谈后开始观察到一些改善的迹象。如果来访者自己报告或治疗师观察到抑郁症并未在IPT-B治疗中缓解，那么应该及时与来访者讨论后续治疗方案。当治疗不起作用时，来访者可能会觉得绝望或自责，治疗师应该强调，IPT-B不适用于所有来访者，是此次治疗失败而非来访者的问题，也应该告诉来访者，并非只有IPT-B一种方法治疗抑郁症，其他种类的心理治疗、药物治疗、物理治疗等均有可能帮到他们。如果来访者在IPT-B治疗期间显示出明显恶化的迹象（例如出现自杀意念），则应立刻考虑采用替代疗法。

特别要指出的是，IPT-B治疗的结束并不代表针对抑郁症的治疗的结束。来访者可以继续接受药物治疗。或者当有长期的人际关系问题存在时，来访者可能会表示希望继续接受个体或者夫妻治疗。IPT-B聚焦于治疗当前的抑郁发作，它的总体治疗目标是缓解当下的抑郁症状，因此决定继续治疗被视为IPT-B成功的结果。对于有复发可能性或存在慢性抑郁症病史的来访者，可以在IPT-B结束后进行一系列的维持性治疗。

在一项研究中，有60%的人完成IPT-B的来访者报告，接受了后续的心理治疗（Swartz et al.,2008a）。因此，IPT-B也可以被用作一个"筛子"，来筛选出那些需要更密集的心理服务的来访者。

第二节　案例解析

案例介绍

新冠疫情期间，来访者C女士怀二胎6个月，有一个7岁的女儿正在上小学一年级，丈夫因为是公务人员需要在疫情期间值班，经常不在家。为了照顾C女士，分担她的家务，丈夫将住在城郊的婆婆叫来帮忙。

但C女士与婆婆相处不好，之前大女儿出生时婆婆也没有照顾，这次她来带孩子，引发了很多的分歧和矛盾，比如宠溺孩子、任由孩子过度使用电子产品、对家务指点等。因为疫情期间需要长期相处，加上生活习惯的不同，C女士逐渐产生了抑郁情绪。而丈夫又经常不能回家，C女士也不能外出，这使得她的情绪更加糟糕，有时候会莫名哭泣。婆婆则觉得C女士总是摆脸色给自己看，对其表示不满。出于孝顺的原因，C女士不好对婆婆表现出不悦，只能压抑自己的情绪。随着疫情的好转，C女士丈夫的工作也恢复正常，但婆婆还是住在家里不走，说要等孙子出生照顾孙子。这使得C女士更加难受，感觉婆婆重男轻女表现很严重，而丈夫总是劝她说婆婆是乡下人不懂事，要她谅解。

首次咨询时，我们对来访者进行了评估，发现其的抑郁情绪与婆婆来临之后的一系列事件有关，因此对其进行了心理健康教育，也赋予她病人角色，为她减轻负担。治疗师让C女士理解她目前是一个抑郁障碍病人，需要花更多的时间来照料自己的情绪，而不是一味地压抑自己体谅他人。而有一些感受和状态是抑郁症状本身，随着心理治疗的进行是可以改善的。

随后，我们完成了人际关系清单，了解了来访者目前的重要关系。C女士的人际关系相对简单，她与丈夫的关系不错，但由于婆婆的问题近期有一些矛盾和冲突。她与女儿的关系一直很紧密，但女儿上小学一年级，需要辅导功课，表现不如预期。有时C女士也会对女儿发脾气，但之后又很快感到内疚和抱歉。C女士目前与婆婆生活在一起，虽然没有明显的冲突，但相处不愉快。C女士自己的母亲一直比较支持她,但因为疫情的关系(在外省),暂时不能来家里帮忙。

在第二、第三次咨询时,我们将问题领域定为角色冲突,将引起C女士抑郁情绪的原因归纳总结了一下:因为疫情的原因,丈夫忙于工作不在身边,缺乏社会支持;婆婆过来照顾孩子,与C女士在生活和教育理念方面有明显的冲突;因为中国文化对孝顺的要求,C女士不能表达对婆婆的不满,只能压抑在心里,丈夫也不能很好地理解她,只是一味要求她忍让。因此,问题领域是角色冲突。两人的冲突主要在于婆婆的去留,虽然这个冲突是隐匿的,大家都没有直接宣之于口,但C女士认为丈夫把婆婆叫来一方面是替他完成他不在家时无法完成的家庭分工,比如接送孩子、做家务等;另外一方面也是尽孝,婆婆可以顺便来城里住一段时间。C女士因为婆婆到来产生的诸多分歧而不满,但因为对方是长辈也不好说,只能压抑在心里。久而久之,C女士的情绪变得糟糕。

C女士表述目前的状况是无解的,是无望的。婆婆来家里是想起正面积极作用的,如果因为婆婆过来帮忙而不开心,她自我感觉这很不孝顺,丈夫内心肯定也会不满,进而会影响两人关系。心理治疗师将来访者目前的人际问题与其抑郁的症状联系起来,发现在其婆婆没有来家里之前,虽然丈夫经常不在家,但来访者情绪都还可以。自从婆婆住进来之后,她的情绪逐渐变得不好,尤其是丈夫要求来访者忍耐退让的时候,她的情绪尤为糟糕。治疗师鼓励C女士去探索自己的需求,寻找可以获得的社会支持。经过商榷,C女士感觉如果丈夫能站在自己这边,理解自己的感受,回到原来的生活状态,自己的情绪可能会有改善。此外,C女士觉得如果自己能向母亲和朋友倾诉内心的烦恼,对改善情绪也会有帮助。

在治疗的中期,治疗师对C女士进行了沟通分析,发现C女士在与丈夫沟通时很少直接表达自己内心的感受和需求,基本上都是停留在现实问题的描述上,因此给C女士布置的第三次作业是去试图与丈夫沟通自己的状态,让丈夫了解自己的感受和情绪。C女士的反馈是丈夫很诧异自己好心将母亲叫来家里照料C女士,没想到她会那么不开心。C女士说自己没有想好后续要怎么办,但感觉丈夫能理解自己为何不开心了。

在第四次咨询中,C女士与治疗师讨论婆婆在家里的意义,主要是接孩子下课,顺便做晚饭(因为工作的原因,夫妻两人下班都比较晚)。C女士的初步构想是让孩子去晚托班,两人下班后就去晚托班接孩子回家,这样婆婆就可以回自己家,但C女士担心丈夫不愿意。因此,本次咨询的家庭作业是让C女士试图与丈夫表达自己的构想,并且进行可行性讨论。

在随后的咨询中,C女士表述丈夫认为晚托班是可以解决一部分问题,但在如何向婆婆开口让其回家这一问题上,两人的讨论陷入了僵局。因此,治疗师与C女士进行了一次角色扮演,治疗师扮演了C女士的丈夫,针对如何开口让婆婆回家进行了讨论;之后两人又转换角色,帮助C女士换位思考。治疗师与来访者在治疗中进一步明确了两人之间期望的不同,并讨论了哪些资源可以改变。

在第六次咨询中,C女士表示丈夫同意由他提出让婆婆回家,并找到了一个比较合适的理由:以其公公在家需要婆婆为由,让婆婆回家了,避免了"赶"她回去、陷入不孝的困境。C女士感觉婆婆回家后,自己的情绪有所缓解,但总感觉丈夫心里还是有一些不开心,感觉两人的矛盾没有完全解决。治疗师再一次进行了沟通分析,指出C女士在与丈夫沟通时的问题,并让她回去继续与丈夫进行沟通练习。

在治疗的后期,治疗师与C女士一起回顾了初次咨询到现在的情况。C女士经过心理评估发现自己的抑郁分数下降了很多,也总结了自己的改变以及收获。C女士反馈经过治疗,她与丈夫的交流方式有了很大的改进,之前两人都小心翼翼,害怕说出心里的感受,但现在他们发现直接表达更能获得支持和理解。之后,C女士还主动问候了婆婆,给其买了母亲节礼物,感觉两人的关系也比以前融洽了。治疗师鼓励C女士保持她的改变,并且讨论了以后如果出现情绪问题需要怎么做。本次IPT-B咨询结束。

(汤路瀚,周笑一)

第九章

治疗中常见
评估量表

本章摘要

本章主要介绍了在IPT中常见的评估量表及其使用方式和计分标准。这些量表包括:①汉密尔顿抑郁量表(24项)与病人健康问卷抑郁自评量表,用于评估来访者在治疗全程中抑郁症状的严重程度;②人际心理治疗效果问卷,用于评估实际治疗效果;③治疗师自我检查列表,用于评估IPT治疗师是否完成了每个治疗阶段的任务。

Summary

This chapter mainly introduces the common evaluation scales in IPT, as well as the usage methods and scoring standards. These scales include: ①Hamilton Depression Scale (24 items) and the Patient Health Questionnaire Depression Self-rating Scale, which are used to assess the severity of the depressive symptoms of the client throughout the treatment; ②interpersonal psychotherapy effect questionnaire, which is used to evaluate the actual treatment effect; ③therapist self-check list, which is used to assess whether the IPT therapist completes the main task at each treatment stage.

心理评估是对个体的心理状态和行为表现进行客观量化的一个过程。心理评估既可以评估个体本身的认知、情感、行为，也可以评估个体与环境发生互动的情况（社会功能）以及个体与他人的互动情况（人际关系）。只有通过科学评估，及时识别其在心理层面表现出的各种问题，才能给予及时、有效且深入的治疗。在治疗中及时进行评估，能够获取IPT的治疗效果，对治疗方案的选择和治疗目标的完成有一定的提示作用。

心理评估可通过观察、晤谈、操作或自我评估完成。IPT中的效果评估，一般采取自我评估和他人评估两种方法。评估的内容包括人口学资料、精神心理症状相关的内容、社会功能、人际关系等。在评估工具的选择上，应尽量选择标准化的、经过国内信效度检验的，并经临床使用证明具有一定区分度的量表。

第一节　他评量表

一、汉密尔顿抑郁量表（24项）

（一）适用范围

汉密尔顿抑郁量表（Hamilton depression scale, HAMD）适用于有抑郁症状的成年人。可用于抑郁症、双相情感障碍、神经症等多种疾病的抑郁症状之评定，尤其适用于抑郁症。作一次评定需15～20分钟。评定时间主要取决于来访者的病情严重程度及其合作情况，如来访者严重阻滞时，则所需时间将更长。

（二）施测步骤

1. 评定方法

一般采用交谈和观察的方式，由经过训练的评定员对评定者进行HAMD的联合检查。在评估IPT治疗前后抑郁症状的改善情况时，首先在入组时评定受试者入组前一周的情况，然后在干预2～8周后再次评定，来比较抑郁症的严重程度和症状变化。

2. 评分标准

三级评分项目：（0）无；（1）轻度~中度；（2）重度。

五级评分项目：（0）无；（1）轻度；（2）中度 ；（3）重度；（4）很重。

3. 指导语

请选择最适合受试者最近一周情况的答案。

表9-1 汉密尔顿抑郁量表(HAMD)

项目	分值	分数
（1）抑郁情绪	0分=没有； 1分=只在问到时才诉述； 2分=在访谈中自发地表达； 3分=不用言语也可以从表情、姿势、声音或欲哭的状态中流露出这种情绪； 4分=受试者的自发言语和非语言表达（表情、动作）几乎完全表现为这种情绪	
（2）有罪感	0分=没有； 1分=责备自己，感到自己已连累他人； 2分=认为自己犯了罪，或反复思考以往的过失和错误； 3分=认为目前的疾病是对自己错误的惩罚，或有罪恶妄想； 4分=罪恶妄想伴有指责或威胁性幻觉	
（3）自杀	0分=没有； 1分=觉得活着没有意义； 2分=希望自己已经死去，或常想与死亡有关的事； 3分=消极观念(自杀念头)； 4分=有严重自杀行为	
（4）入睡困难（初段失眠）	0分=没有； 1分=主诉入睡困难，上床半小时后仍不能入睡(要注意平时受试者入睡的时间)； 2分=主诉每晚均有入睡困难	
（5）睡眠不深（中段失眠）	0分=没有； 1分=睡眠浅，多噩梦； 2分=半夜(晚12点钟以前)曾醒来(不包括上厕所)	
（6）早醒（末段失眠）	0分=没有； 1分=有早醒，比平时早醒1小时，但能重新入睡，应排除平时习惯； 2分=早醒后无法重新入睡	

项目	分值	分数
(7) 工作和兴趣	0分=没有; 1分=提问时才诉述; 2分=自发地直接或间接表达对活动、工作或学习失去兴趣,如感到无精打采、犹豫不决,不能坚持或需强迫自己去工作或劳动; 3分=活动时间减少或成效下降,住院者每天参加病房劳动或娱乐不满3小时; 4分=因目前的疾病而停止工作,住院者不参加任何活动或者没有他人帮助便不能完成病室日常事务(注意不能凡住院就打4分)	
(8) 阻滞(指思维和言语缓慢,注意力难以集中,主动性减退)	0分=没有; 1分=精神检查中发现轻度阻滞; 2分=精神检查中发现明显阻滞; 3分=精神检查进行困难; 4分=完全不能回答问题(木僵)	
(9) 激越	0分=没有; 1分=检查时有些心神不定; 2分=明显心神不定或小动作多; 3分=不能静坐,检查中曾起立; 4分=搓手、咬手指、头发、咬嘴唇	
(10) 精神性焦虑	0分=没有; 1分=问及时诉述; 2分=自发地表达; 3分=表情和言谈流露出明显忧虑; 4分=明显惊恐	

续表

项目	分值		分数
（11）躯体性焦虑（指焦虑的生理症状，包括口干、腹胀、腹泻、打呃、腹绞痛、心悸、头痛、过度换气和叹气，以及尿频和出汗）	0分=没有； 1分=轻度； 2分=中度，有肯定的上述症状； 3分=重度，上述症状严重，影响生活或需要处理； 4分=严重影响生活和活动		
（12）胃肠道症状	0分=没有； 1分=食欲减退，但不需要他人鼓励便自行进食； 2分=进食需他人催促或请求，且需要应用泻药或助消化药		
（13）全身症状	0分=没有； 1分=四肢、背部或颈部有沉重感，背痛、头痛、肌肉疼痛、全身乏力或疲倦； 2分=症状明显		
（14）性症状（指性欲减退、月经紊乱等）	0分=没有； 1分=轻度； 2分=重度； 3分=不能肯定，或该项对被评者不适合（不计入总分）		
（15）疑病	0分=没有； 1分=对身体过分关注； 2分=反复考虑健康问题； 3分=有疑病妄想； 4分=伴幻觉的疑病妄想		
（16）体重减轻	(1)按病史评定： 0分=没有； 1分=来访者诉说可能有体重减轻； 2分=肯定体重减轻	(2)按体重记录评定： 0分=1周内体重减轻0.5kg以内 1分=1周内体重减轻超过0.5kg 2分=1周内体重减轻超过1kg	

续表

项目	分值	分数
(17) 自知力	0分=知道自己有病,表现为忧郁; 1分=知道自己有病,但归咎于伙食太差、环境问题、工作过忙、病毒感染或需要休息; 2分=完全否认有病	
(18) 日夜变化(如果症状在早晨或傍晚加重,先指出哪一种,然后按其变化程度评分)	0分=早晚情绪无区别; 1分=早晨或傍晚轻度加重; 2分=早晨或傍晚严重	
(19) 人格解体或现实解体(指非真实感或虚无妄想)	0分=没有; 1分=问及时才诉述; 2分=自发诉述; 3分=有虚无妄想; 4分=伴幻觉的虚无妄想	
(20) 偏执症状	0分=没有; 1分=有猜疑; 2分=有牵连观念; 3分=有关系妄想或被害妄想; 4分=伴有幻觉的关系妄想或被害妄想	
(21) 强迫症状(指强迫思维和强迫行为)	0分=没有; 1分=问及时才诉述; 2分=自发诉述	
(22) 能力减退感	0分=没有; 1分=仅于提问时才引出主观体验; 2分=受试者主动表示有能力减退感; 3分=需鼓励、指导和安慰才能完成病室日常事务或个人卫生; 4分=穿衣、梳洗、进食、铺床或个人卫生均需要他人协助	

续表

项目	分值	分数
（23）绝望感	0分=没有； 1分=有时怀疑"情况是否会好转"，但解释后能接受； 2分=持续感到"没有希望"，但解释后能接受； 3分=对未来感到灰心、悲观和绝望，解释后不能排除； 4分=自动反复诉述"我的病不会好了"或诸如此类的情况	
（24）自卑感	0分=没有； 1分=仅在询问时诉述有自卑感，觉得不如他人； 2分=自动诉述有自卑感； 3分=病人主动诉说自己一无是处或低人一等（与评2分者只是程度的差别）； 4分=自卑感达妄想的程度，例如说"我是废物"或类似情况	
总分		

表9-2　汉密尔顿抑郁量表（HAMD）结果判定

总分	抑郁严重程度分级
<8分	正常
8~20分	可能有抑郁症状
21~35分	可能有轻或中度的抑郁
>35分	可能为严重抑郁

计分方式：将24条项目的分数进行累加得到总分

二、IPT效果问卷（治疗师评定版）

IPT效果问卷为治疗师提供了除症状外治疗相关进程的评估和实际治疗效果的有效评价。治疗师不仅可以根据治疗中和来访者的访谈情况进行评定，还能够观看治疗时录制的视频来对治疗的效果进行评定。

IPT 问题领域评估卷

评估者：　　　　　　　　时间：　　　　　　　　视频编号：

针对以下每一个问题领域存在与否进行标记,给所有合适的条目打√。最后你会被要求根据视频提供的信息为你的 IPT 治疗选择一个主要的聚焦点。

A. 人际问题领域

1. 悲伤

有(　) 　　　无(　) 　　　不复杂的(　) 　　　复杂的(　)

假如有悲伤需要识别

(1) 逝者:
(2) 与来访者的关系:
(3) 去世的日期:
(4) 抑郁发作和去世的时间间隔:

2. 角色冲突

有(　) 　　　无(　)

如果有,需要识别:

(1) 重要的人物(伴侣):
(2) 是否存在僵局?

是(　) 　　　否(　)

(3) 冲突的主要议题为:
i.权威/主导
ii.依赖
iii.性问题
iv.抚育孩子
(4)(3)中列出的议题哪一个是主要的?

角色冲突大概持续了几个月：

3. 角色转换

有( )　　　　无( )

如果有,需要识别：

(1) 地理位置的搬迁：
(2) 结婚/同居：
(3) 分居/离婚：
(4) 毕业/新工作：
(5) 失业/退休：
(6) 健康问题：
(7) 其他(指明)

如果有多于一个的问题,哪一个更占主导地位?

抑郁发作和事件发生间隔有几个月?

4. 人际缺陷

有( )　　　　无( )

如果有,需要标明：

(1) 回避：
(2) 依赖：
(3) 受虐待：
(4) 边缘性：
(5) 分裂型：
(6) 缺乏社交技能：
(7) 其他(指明)：

如果有多于一个的问题,哪一个更占主导地位?

B. 治疗任务的构建

1. 凡是圈了"有"的人际问题领域，需要评估它们对情绪的影响程度 (1=非常重要；2=次重要；3=不那么重要)			
悲伤=	角色冲突=	角色转换=	人际缺陷=
2. 你会用哪一个问题领域来和来访者确定一个治疗合同？(最多选2个，1=最重要)			
悲伤=	角色冲突=	角色转换=	人际缺陷=
3. 对于问题2的答案，你的理由是什么？			
4. 视频中的面询者有没有以她/他对问题领域的意见来影响你的判断？			
有( )　　　　无( )			
5. 视频是否提供了足够的信息来让你选择和明确问题领域？			
是( )　　　　否( )			
6. 其他评论			

第二节 自评量表

一、病人健康问卷抑郁自评量表

病人健康问卷(patient health questionnaire-9,PHQ-9)是一个简便、有效的抑郁障碍自评量表,在抑郁症诊断的辅助和症状严重程度评估方面,均具有良好的信度和效度。在基于评估的治疗策略中,PHQ-9可以作为制订治疗方案的参考,以及治疗过程中对疗效的评估工具。

指导语:

根据过去两周的状况,请你回答是否存在下列描述的状况及频率,请看清楚问题后在符合你的情况的选项前的数字上面画√。

表9-3 病人健康问卷抑郁自评量表

序号	项目	没有	有几天	一半以上时间	几乎天天
1	做事时提不起劲或没有兴趣	0	1	2	3
2	感到心情低落,沮丧或绝望	0	1	2	3
3	入睡困难、睡得不安或睡得过多	0	1	2	3
4	感觉疲倦或没有活力	0	1	2	3
5	食欲不振或吃得太多	0	1	2	3
6	觉得自己很糟或觉得自己很失败,或让自己、家人失望	0	1	2	3
7	对事物专注有困难,例如看报纸或看电视时	0	1	2	3
8	行动或说话速度缓慢到别人已经察觉,或刚好相反——变得比平日更烦躁或坐立不安,动来动去	0	1	2	3
9	有不如死掉或用某种方式伤害自己的念头	0	1	2	3

表9-4　病人健康问卷结果判定

总分	抑郁严重程度分级
1~4分	轻微抑郁
5~9分	轻度抑郁
10~14分	中度抑郁
15~19分	重度抑郁
20~27分	极重度抑郁

计分方式:将9条项目的分数进行累加得到总分

二、IPT治疗师自我检查列表(由治疗师在每次访谈结束后完成)

治疗师自我检查列表由治疗师在每次访谈后进行自我测评,可用于评估治疗过程中治疗师是否完成每个阶段的任务并确认是否针对每个不同问题领域采用了相应的治疗策略。

表9-5　IPT治疗师自我检查列表

时期	项目	是/否
所有阶段访谈	你是否将情感或症状与人际经验联系起来?	
	你是否用情感引导性的开放式问题和反映性的、非批判性的、共情的陈述?	
	你是否讨论过如何帮助来访者找到或使用社会支持?	
	你是否跟踪症状,并评估安全性和自杀意念?	
开始阶段访谈	你有没有和来访者讨论过大约在症状开始或恶化同一时间发生的社会心理压力因素?	
	你是否提供了有关抑郁症、病人角色和IPT的心理教育?	
	你是否建立了人际关系清单并询问了来访者有哪些人在现实生活中可能对他们有帮助?	

续表

时期	项目	是/否
开始阶段访谈	你有没有讨论治疗的目标：减少症状、通过寻找管理/适应"变化、丧失或分歧"等人际问题的方法来改善功能？	
中间阶段访谈	你是否在开始访谈时问："自从我们上次见面以来您怎么样？"	
	你是否专注于选定的人际问题领域？	
	你是否讨论了来访者人际关系圈内沟通或社会角色期望的细节？	
	对于丧亲和悲伤，你有没有探索死亡的细节、来访者与死者的关系，以及来访者的应对方法？	
	对于角色转换/生活改变，你是否帮助来访者哀悼旧角色的丧失、探索新的社会角色的挑战、有些什么改变，以及针对新角色挑战的处理方法（例如"告诉我发生了哪些变化"——积极或消极的方面、挑战、管理方式或机遇是什么？来访者失去/获得了什么？）	
	对于角色冲突或分歧，你是否探索过：①与冲突方的关系；②哪些问题有分歧（例如期望值的差异、误解或背叛）；③具体讨论过使用沟通分析来识别问题，以及寻找消除误解和解决问题的替代方案吗？	
	对于人际缺陷/敏感，你是否鼓励社交互动，讨论人际关系困难的模式，与治疗师通过调整情绪、练习沟通来建立社交技巧？	
终止阶段访谈	你是否肯定了来访者的努力和进步？你有没有和来访者一起回顾治疗经历？	
	你是否帮助来访者做好准备去维持疗效，了解可以进一步得到哪些帮助，以及处理关于结束治疗的担忧或感受？是否安慰他们继续保持良好的状态不是问题？是否制订针对复发的应急计划？	

第三节　评估量表的使用要点

一、指导语

评估量表需提供准确易懂的指导语。指导语一般是对测验的说明和解释。通常，他评量表的指导语由主试者（治疗师或提供测验者）念给被试者（接受测试者）听，通过主试者和被试者的结构性访谈完成测验。而自评量表的指导语需要自测者自行阅读后完成测验。上文中每份问卷均已提供指导语，如果自测者受文化程度限制，无法准确理解意思，也可以请他人帮忙解释后再完成测试。

二、时限

上述量表在时限方面没有明确的规定，但是要求在阅读流畅的情况下尽可能一次性完成。

三、隐私保护

心理评估过程及其结果均属于个人隐私，若有他人在场可能影响评估过程及结果，故而应尽可能选择在没有人或者干扰较少的情况下完成量表。评估结束后，治疗师需自行保管测验结果。

四、评估结果

上述量表均提供了测验计分方法及结果解释方法，可以让受测者自行对照分数进行计算，根据结果判定查看自己的状况。治疗师也可以为受测者解读测验的结果，但是在解读过程中需要注意，不要因为测验结果而给来访者轻易贴上标签。

（陈京凯，黄金文）

参考文献

江开达, 2007. 抑郁障碍防治指南[M]. 北京: 北京大学医学出版社: 73.

美国精神医学学会, 2015. 精神障碍诊断与统计手册 [M]. 张道龙等译. 5 版. 北京: 北京大学出版社.

倪子君, 2004. 中国心理咨询行业分析报告[D]. 北京: 清华大学.

钱耀荣, 晏晓颖, 2013. 中国产后抑郁发生率的系统分析[J]. 中国实用护理杂志, 29(12), 1-3.

韦斯曼 M M, 马尔科维奇 J C, 克勒曼 G L, 2006. 人际心理治疗理论与实务[M]. 唐子俊, 唐慧芳, 何宜芳, 等译. 台湾: 五南图书出版股份有限公司.

魏斯曼 M M, 马科维茨 J C, 克勒曼 G L, 2018. 人际心理治疗指南(更新扩增版)[M]. 郑万宏等, 译. 杭州: 浙江工商大学出版社.

吴垠, 桑志芹, 2010. 心理咨询师胜任特征的定性研究[J]. 中国心理卫生杂志, 24(10): 731-736.

杨婷, 合浩, 冒才英, 等, 2015. 孕妇产前抑郁焦虑的危险因素[J]. 中国心理卫生杂志, (4), 246-250.

AGRAS W S, WALSH B T, FAIRBURN C G, et al., 2000. A multicenter comparison of cognitive-behavioral therapy and interpersonal psychotherapy for bulimia nervosa [J]. Archives of General Psychiatry , 57 : 459-466.

BARTHOLOMEW K, HOROWITZ L M, 1991. Attachment styles among young adults: a test of a four-category model [J]. Journal of Personality and Social Psychology, 61(2): 226-244.

BELLINO S, ZIZZA M, RINALDI C, et al., 2007. Combined therapy of major depression with concomitant borderline personality disorder: comparison of interpersonal and cognitive psychotherapy[J]. Canadian Journal fo Psychiatry, 52(11): 718-725.

BOELEN P A, PRIGERSON H G, 2007. The influence of symptoms of prolonged grief disorder, depression, and anxiety on quality of life among bereaved adults: a prospective study [J]. European Archives of Psychiatry and Clinical Neuroscience, 257(8): 444-452.

BOLTON P, BASS J, NEUGEBAUER R, et al.,2003. Group interpersonal psychotherapy for depression in rural Uganda:a randomized controlled trial[J]. Journal of the American Medical Association ,289 (23): 3117-3124.

BOWLBY J L, 1969. Attachment: Attachment and loss Vol. 1 [M]. New York: Basic Books.

BROWN G W, HARRIS T O, EALES M J, 1996. Social factors and comorbidity of depressive andanxiety disorders[J]. British Journal of Psychiatry, 168 (30): 50-57.

CARTER W, GRIGORIADIS S, ROSS L E, 2010. Relationship distress and depression in postpartum women: literature review and introduction of a conjoint interpersonal psychotherapy intervention [J]. Archives of Womens Mental Health, 13(3): 279-284.

CUIJPERS P, VAN STRATEN A, ANDERSSON G, et al., 2008. Psychotherapy for depression in adults: a meta-analysis of comparative outcome studies[J]. Journal of Consulting and Clinical Psychology, 76(6): 909-922.

CUIJPERS P, GERAEDTS A S, VAN OPPEN P, et al., 2011. Interpersonal psychotherapy for depression: a meta-analysis [J]. American Journal of Psychiatry , 168 (6): 581-592.

DIETZ L J, MUFSON L, IRVINE H, et al., 2008. Family-based interpersonal psychotherapy for depressed preadolescents: an open-treatment trial [J]. Early Intervention in Psychiatry , 2(3): 154-161.

EHLERS C L, FRANK E, KUPFER D J, 1988.Social zeitgebers and biological rhythms: A unified approach to understanding the etiology of depression [J]. Archives of General Psychiatry, 45: 948-952.

ELKIN I, SHEA M T, WATKINS J T, et al., 1989. National institute of mental health treatment of depression collaborative research program: general effectiveness of treatments [J]. Archives of General Psychiatry, 46(11): 971–982.

FAIRBURN C G, NORMAN P A, WELCH S L, et al., 1995. A prospective study of outcome in bulimia nervosa and the long-term effects of three psychological treatments [J]. Archives of General Psychiatry, 52(4): 304–312.

FRANK E, KUPFER D J, PEREL J M, et al., 1990. Three-year outcomes for maintenance therapies in recurrent depression[J]. Archives of General Psychiatry, 47(12): 1093–1099.

FRANK E, 2005. Treating bipolar disorder: a clinician's guide to interpersonal and social rhythm therapy [M]. New York: Guilford Press.

FUJISAWA D, MIYASHITA M, NAKAJIMA S, et al., 2010. Prevalence and determinants of complicated grief in general population [J]. Journal of Affective Disorders, 127(1–3): 352–358.

GELSO C J, WOODHOUSE S S, 2002a. The termination of psychotherapy: what research tells us about the process of ending treatment [M]// Tryon G S. Counseling based on process research: applying what we know. Boston: Allyn and Bacon.

GELSO C J, LATTS M G, GOMEZ M J, et al., 2002b.Countertransference management and therapy outcome: an initial evaluation[J]. Journal of Clinical Psychology, 58 (7): 861–867.

GRAHAM P, 2006. An adaptation of interpersonal psychotherapy for depression within primary care (IPT-Brief) [R]. Toronto: the International Society for International Psychotherapy, Second International Conference.

GROTE N K, SWARTZ H A, ZUCKOFF A, 2008. Enhancing interpersonal psychotherapy for mothers and expectant mothers on low incomes: adaptations and additions [J]. Journal of Contemporary Psychotherapy, 38(1): 23–33.

HAMILTON M, 1960. A rating scale for depression [J]. Journal of Neurology Neurosurgery and Psychiatry, 23: 56–62.

HART C L, HOLE D J, LAWLOR D A, et al., 2007. Effect of conjugal bereavement on mortality of the bereaved spouse in participants of the renfrew/paisley study [J]. Journal of Epidemiology and Community Health, 61(5): 455–460.

HENDERSON S, 1977. The social network, support, and neurosis: the function of attachment in adult life [J]. British Journal of Psychiatry, 131: 185–191.

HOROWITZ L M, 2004. Interpersonal foundations of psychopathology[M]. Washington DC: American Psychological Association.

HOWARD K I, KOPTA S M, KRAUSE M S, et al., 1986. The dose-effect relationship in psychotherapy [J]. American Psychologist, 41(2), 159–164.

JACOBSON N S, MARTELL C R, DIMIDJIAN S, 2006. Behavioral activation treatment for depression: returning to contextual roots [J]. Clinical Psychology: Science and Practice, 8(3): 255–270.

KERSTING A, BRÄHLER E, GLAESMER H, et al., 2011. Prevalence of complicated grief in a representative population-based sample [J]. Journal of Affective Disorders, 131(1–3):339–343.

KIESLER D J, 1991. Interpersonal methods of assessment and diagnosis[M]//SNYDER C R AND FORSYTH D R. Handbook of social and clinical psychology: the health perspective. Elmsford: Pergamon Press, 438–468.

KLERMAN G L, WEISSMAN M M, ROUNSAVILLE B J, et al., 1984. Interpersonal psychotherapy of depression [M]. New York, US: Basic Books.

KOSS M P, SHIANG J, 1994. Research on brief psychotherapy [M]// BERGIN A E, GARFIELD S L. Handbook of psychotherapy and behavior change. New York: John Wiley & Sons: 664–700.

LENZE S N, POTTS M A, 2017. Brief interpersonal psychotherapy for depression during pregnancy in a low-income population: a randomized controlled trial [J]. Journal of affective disorders, 210, 151–157.

LIPSITZ J D, MARKOWITZ J C, CHERRY S, et al., 1999. Open trial of interpersonal psychotherapy for the treatment of social phobia [J]. American Journal of Psychiatry, 156(11): 1814–1816.

LOBB E A, KRISTJANSON L J, AOUN S M, et al., 2010. Predictors of complicated grief: a systematic review of empirical studies [J]. Death Study, 34(8): 673–698.

MARKOWITZ J C, 1998. Interpersonal psychotherapy for dysthymic disorder [M]. Washington DC: American Psychiatric Press.

MARKOWITZ J C, LEON A C, MILLER N L, et al.,2000. Rater agreement on interpersonal psychotherapy problem areas [J]. Journal of psychotherapy Practice and Research, 9(3):131–135.

MARKOWITZ J C, WEISSMAN M M, 2004. Interpersonal psychotherapy:principles and applications [J]. World Psychiatry, 3(3): 136–139.

MARKOWITZ J C, SKODOL A E, BLEIBERG K, et al., 2006. Interpersonal psychotherapy for borderline personality disorder: possible mechanisms of change [J]. Journal of Clinical Psychology, 62(4) : 431–444.

MARKOWITZ J C, SWARTZ H A, 2007. Case formulation in interpersonal psychotherapy of depression[M]//EELLS T D. Handbook of psychotherapy case formulation. New York: Guilford.

MARKOWITZ J C, KOCSIS J H, CHRISTOS P, et al.,2008. Pilot study of interpersonal psychotherapy versus supportive psychotherapy for dysthymic patients with secondary alcohol abuse of dependence [J]. Journal of Nervous and Mental Disorders, 196: 468–474.

MASON B J, MARKOWITZ J C, KLERMAN G L, 1993. Interpersonal psychotherapy for dysthymic disorder[M]// KLERMAN G L , WEISSMAN M M. New applications of interpersonal psychotherapy. Washington DC: American Psychiatric Press: 225–264.

MCBRIDE C, ATKINSON L, QUILTY L C, et al.,2006. Attachment as moderator of treatment outcome in major depression: a randomized control trial of interpersonal psychotherapy versus cognitive behavior therapy [J]. Journal of Consulting and Clinical Psychology, 74(6):1041-1054.

MCINTOSH V W, JORDAN J, CARTER F A, et al., 2005. Three psychotherapies for anorexia nervosa: a randomized controlled trial [J]. American Journal of Psychiatry, 162(4): 741-747.

MILLER M D, REYNOLDS C F, 2007. Expanding the usefulness of interpersonal psychotherapy(IPT) for depressed elders with comorbid cognitive impairment [J]. International Journal of Geriatric Psychiatry, 22:101-105.

MILLER M D, 2008. Using interpersonal therapy (IPT) with older adults today and tomorrow:a review of the literature and new developments [J]. Current Psychiatry Reports, 10(1):16-22.

MILLER W R, ROLLNICK S, 2002. Motivational interviewing: preparing people for change [M]. 2nd ed. New York: Guilford Publications.

MUFSON L, MOREAU D, 1999. Interpersonal psychotherapy for depressed adolescents (IPT-A)[M] // RUSS S W, OLLENDICK T H. Handbook of psychotherapies with children and families. New York: Springer.

MUFSON L, DORTA K P, MOREAU D, et al., 2004. Interpersonal psychotherapy for depressed adolescents[M]. 2nd ed. New York: Guilford.

O'HARA M W, STUART S, GORMAN L L, et al., 2000. Efficacy of interpersonal psychotherapy for postpartum depression [J]. Archives of General Psychiatry, 57(11): 1039-1045.

REAY R, FISHER Y, ROBERTSON M, et al., 2006. Group interpersonal psychotherapy for postnatal depression: a pilot study [J]. Archives of Women's Mental Health, 9(1): 31-39.

REYNOLDS C F, MILLER M D, PASTERNAK R E, et al., 1999. Treatment of bereavement-related major depressive episodes in later life: a controlled study of acute and continuation treatment with nortriptyline and interpersonal psychotherapy [J]. The

American Journal of Psychiatry, 156(2):202-208.

ROBERTSON M, HUMPHREYS L,RAY R, et al., 2004. Psychological treatments for posttraumatic stress disorder: recommendations for the clinician based on a review of the literature [J]. Journal of Psychiatric Practice, 10: 106-118.

SHAPIRO D A, BARKHAM M, REES A, et al., 1994. Effects of treatment duration and severity of depression on the effectiveness of cognitive behavioral and psychodynamic-interpersonal psychotherapy [J]. Journal of Consulting and Clinical Psychology, 62(3), 522-534.

SHEAR M K, SIMON N, WALL M, et al., 2011. Complicated grief and related bereavement issues for DSM-5 [J]. Depress Anxiety, 28(2):103-117.

SIMON N M, SHEAR K M, THOMPSON E H, et al., 2007. The prevalence and correlates of psychiatric comorbidity in individuals with complicated grief [J]. Comprehensive Psychiatry, 48(5): 395-399.

SPITZER R L, KROENKE K, WILLIAMS J B, 1999. Validation and utility of a self-report version of PRIME-MD: the PHQ primary care study. primary care evaluation of mental disorders [J]. Patient Health Questionnaire. JAMA, 282(18): 1737-1744.

STANGIER U, SCHRAMM E, HEIDENREICH T, et al., 2011. Cognitive therapy versus interpersonal psychotherapy in social anxiety disorder: a randomized controlled trial [J]. Archives of General Psychiatry, 68(7): 692-700.

STUART S, ROBERTSON M, 2003. Interpersonal psychotherapy: a clinician's guide [M].London: CRC Press LLC.

STUART S, ROBERTSON M, 2012. Interpersoanl psychotherapy: a clinical's guide [M]. 2nd ed. New York: CRC Press.

SWARTZ H A, FRANK E, SHEAR M K, et al., 2004. A pilot study of brief interpersonal psychotherapy for depression among women [J]. Psychiatric services (Washington, D.C.), 55(4): 448-450.

SWARTZ H A, ZUCKOFF A, FRANK E, et al. 2006. An open-label trial of enhanced brief interpersonal psychotherapy in depressed mothers whose children are receiving psychiatric treatment [J]. Depression and Anxiety, 23(7): 398-404.

SWARTZ H A, FRANK E, ZUCKOFF A, et al., 2008a. Brief interpersonal psychotherapy for depressed mothers whose children are receiving psychiatric treatment [J]. American Journal of Psychiatry, 165(9), 1155-1162.

SWARTZ H A, GROTE N, FRANK E, et al., 2008b. Brief interpersonal psychotherapy (IPT-B) treatment manual [R].

TANG T C , JOU S H, KO C H, et al.,2009. Randomized study of school-based intensive interpersonal psychotherapy for depressed adolescents with suicidal risk and parasuicide behaviors [J]. Psychiatry and Clinical Neurosciences , 63(4): 463-470.

WEISSMAN M M, MARKOWITZ C J, KLERMAN L G. 2000. Comprehensive guide to interpersonal psychotherapy [M]. New York: Basic Books.

WEISSMAN M M, 2005. Mastering depression through interpersonal psychotherapy: monitoring forms [M]. New York: Oxford University Press.

WILFLEY D E , AGRAS W S , TELCH C F, et al., 1993. Group cognitive-behavioral therapy and group interpersonal psychotherapy for the nonpurging bulimic individual: a controlled comparison[J]. Journal of Consulting and Clinical Psychology,61(2): 296-305.

WILFLEY D, FRANK M, WELCH R, et al., 1998. Adapting interpersonal psychotherapy to a group format (IPT-G) forbinge eating disorder: toward a model for adapting empirically supported treatments [J]. Psychotherapy Research, 8: 379-391.